CARL AUER
LebensLust

Meiner geliebten Frau gewidmet

Lutz Wesel

Krebs – vom Diagnoseschock zum besonnenen Handeln

Hilfe für Erkrankte und ihre Angehörigen

2017

Reihengestaltung: Uwe Göbel
Umschlagfoto: © Beate Ch. Ulrich
Satz: Verlagsservice Hegele, Heiligkreuzsteinach
Printed in Germany
Druck und Bindung: CPI books GmbH, Leck

MIX
Papier aus verantwortungsvollen Quellen
FSC® C083411
www.fsc.org

Mehr Bäume. Weniger CO_2.
www.cpibooks.de/klimaneutral

Erste Auflage, 2017
ISBN 978-3-8497-0188-8 (Printausgabe)
ISBN 978-3-8497-8077-7 (ePUB)
ISBN 978-3-8497-8065-4 (PDF)

Bibliografische Information Der Deutschen Nationalbibliothek:
Die Deutsche Nationalbibliothek verzeichnet diese Publikation in der Deutschen Nationalbibliografie; detaillierte bibliografische Daten sind im Internet über http://dnb.d-nb.de abrufbar.

Informationen zu unserem gesamten Programm, unseren Autoren und zum Verlag finden Sie unter: **www.carl-auer.de**.

Wenn Sie Interesse an unseren monatlichen Nachrichten aus der Vangerowstraße haben, können Sie unter http://www.carl-auer.de/newsletter den Newsletter abonnieren.

Carl-Auer Verlag GmbH
Vangerowstraße 14 • 69115 Heidelberg
Tel. +49 6221 6438-0 • Fax +49 6221 6438-22
info@carl-auer.de

Inhalt

Vorwort

Liebe Leserin, lieber Leser,

so sehr ich mich auch darüber freue, dass Sie mein Buch gekauft haben, so fürchte ich doch, dass der Anlass dazu für Sie weit weniger erfreulich ist – denn ich vermute, dass Sie selbst oder ein Ihnen lieber Mensch an Krebs erkrankt ist.

Deshalb möchte ich Ihnen zuallererst Folgendes sagen: Sie sollen wissen, dass ich als Arzt, der sehr viele Krebspatienten betreut hat, gut nachvollziehen kann, was Sie zurzeit durchmachen. Ich möchte Ihnen gerade in der jetzigen Phase des Diagnoseschocks die Augen dafür öffnen, dass es immer guten Grund zur Hoffnung gibt. Daraus resultiert gleich mein erster Tipp:

Ruhe bewahren!

Verlassen Sie sich darauf: Die Medizin, Sie selber und Ihr Umfeld verfügen über zahllose Ressourcen, mit denen man der Erkrankung kraftvoll entgegentreten kann. Welche dieser Ressourcen Sie wie für den Kampf gegen Krebs einsetzen können, davon handelt dieser Ratgeber.

Ich selber habe mich beinahe lebenslang mit dem Thema Krebs beschäftigen müssen. Das fing im Alter von 6 Jahren an, als meine Mutter meinen beiden älteren Brüdern und mir eröffnete, dass unser Vater an Krebs erkrankt sei. Ein paar Jahre später sollte sie auch selbst daran erkranken. Ich musste mir also schon als Kind darüber Gedanken machen, was Krebs bedeutet und was man dagegen tun kann. Wahrscheinlich wurde damals schon der Grundstein dafür gelegt, dass ich später Medizin studierte. Als Arzt habe ich mich dann immer ganz besonders meinen Krebspatienten gewidmet und dabei sehr viel von ihnen gelernt. Im Jahre 2005 bin ich im Alter von 53 Jahren selbst an Krebs erkrankt und bin den Weg durch diese Erkrankung sehr bewusst und – wie Sie sehen – mit Erfolg gegangen.

Aus diesem Grund ist es mir ein Bedürfnis, meine lange und umfassende Erfahrung als Angehöriger, Arzt und Patient zu Papier zu bringen, damit andere Betroffene davon profitieren können. Ich möchte Ihnen einen kompakten, gut verständlichen und praxisnahen Ratgeber an die Hand geben, den Sie in ein paar Stunden durchlesen können. Mein Ziel ist es, die bei fast allen vorhandene Unsicherheit, Angst und Verwirrung über das, was das alles bedeutet, durch eine klare Vorstellung zu ersetzen, wie Sie damit umgehen können, was es jetzt zu tun gilt und was Sie besser nicht tun sollten.

Im ersten Teil des Buches finden Sie umfassende Informationen, was Krebs eigentlich ist und wie die Behandlung aussieht. Anschließend erkläre ich, was Sie selbst alles tun können, um zu Ihrer Heilung beizutragen, und wie Sie mit der psychischen Belastung umgehen können, die mit Diagnose und Therapie verbunden ist. Auch wenn Sie sich das im Moment vielleicht noch nicht vorstellen können, so ist meine eigene Krebserfahrung ebenso wie die von vielen meiner Krebspatienten so, dass man aus dem Sicherheitsabstand einiger Jahre zu dem Ergebnis kommt, dass alles gut gegangen ist und einem die Krankheit unterm Strich vielleicht sogar mehr gebracht als genommen hat. Warum, das erkläre ich im letzten Abschnitt, wo es auch darum geht, welchen Sinn das Ganze haben könnte.

Am Ende des Buches fasse ich alle wichtigen Informationen nochmals in einer Art Checkliste zusammen, damit Sie sicherstellen können, dass an alles Notwendige gedacht ist.
Also dann: Auf geht's! Nur Mut!

Lutz Wesel

1 Krebs ist heilbar!

Viele Krebspatienten denken, sie litten an einer unheilbaren Krankheit – sei es, weil Krebs in ihren Augen generell ein Synonym für Unheilbarkeit ist oder weil ihnen das irgendjemand so vermittelt hat, womöglich sogar ein Arzt. Aus diesem Grund ist es mir ausgesprochen wichtig, dieses fatale Missverständnis gleich zu Beginn aus der Welt zu schaffen, indem ich explizit feststelle:

> Es gibt keine grundsätzlich unheilbaren Krankheiten!

Bevor sich nun manch einer versucht fühlt, mein Buch in die Ecke zu werfen, weil er denkt, da sondert wieder ein Spinner seine unrealistischen Thesen ab, möchte ich Ihnen erklären, wie diese Aussage zu verstehen ist.

In nunmehr über 40 Jahren als Mediziner ist mir noch keine einzige Krankheit untergekommen, die von vornherein ausnahmslos unheilbar ist. Es mag ein paar genetisch bedingte Syndrome geben, die mit dem Leben nicht vereinbar sind, oder einige wenige erworbene Krankheiten, wie zum Beispiel die Strahlenkrankheit nach einer tödlichen radioaktiven Strahlendosis. Aber um solche Krankheiten geht es hier nicht.

Ich will vielmehr auf die unbestreitbare Tatsache verweisen, dass selbst von den schlimmsten und gefährlichsten Krankheiten, die wir kennen – wie z. B. Ebola, AIDS, Alzheimer, ALS (Amyotrophe Lateralsklerose) – immer wieder Menschen genesen sind, teilweise entgegen allen Erwartungen und Prognosen der behandelnden Ärzte. Es gibt zahlreiche gut dokumentierte Fälle über Menschen, die sich zur großen Überraschung aller buchstäblich vom Totenbett erhoben haben und sich danach teilweise noch für Jahrzehnte bester Gesundheit erfreuten.

Viel weniger spektakulär sind die Millionen von Krebspatienten auf der ganzen Welt, die von ihrer Krankheit geheilt wurden und sich ebenfalls bester Gesundheit erfreuen. Ich bleibe also – wie Sie sehen, mit gutem Grund – bei meiner Behauptung, dass es keine einzige obligat unheilbare Krankheit gibt, und füge hinzu:

> Solange ein Mensch am Leben ist, kann er auch geheilt werden!

Nun bin ich natürlich realistisch genug, um mir darüber im Klaren zu sein, dass Krebs (und viele andere schwere Krankheiten) äußerst ernst zu nehmend und potenziell lebensbedrohlich sind. Man darf sie keinesfalls auf die leichte Schulter nehmen. Gleichwohl betone ich, dass kein Mensch von vornherein wissen kann, wohin die Reise im Einzelfall wirklich geht – selbst der erfahrenste Chefarzt nicht.

> Seien Sie unbedingt äußerst skeptisch, wenn Ihnen jemand mit Prognosen kommt!

Solche expliziten Aussagen zu Prognosen verselbstständigen sich nämlich sehr leicht in der Psyche des Betroffenen und werden zu dem, was die Psychologen eine *»sich selbst erfüllende Prophezeiung«* nennen.

> Ein Arzt mag vieles über Ihre Erkrankung wissen – über das, was das Schicksal mit Ihnen vorhat, weiß er jedoch nichts.

Eine Prognose bezieht sich in der Medizin immer auf eine spezifische Krankheit in einem bestimmten Stadium und beschreibt die statistische Wahrscheinlichkeit, mit welchem Ausgang in vergleichbaren Fällen erfahrungsgemäß zu rechnen ist. Für den einzelnen Patienten muss das aber gar nichts heißen.

Um ein Beispiel aus unserem vertrauten Alltag zu geben: Wenn im Wetterbericht eine Regenwahrscheinlichkeit von 90 % für den morgigen Tag vorausgesagt wird, bedeutet dies, dass es in der Vergangenheit an 90 % von Tagen mit einer vergleichbaren Wetterlage geregnet hat. Ob es deshalb morgen bei Ihnen regnet oder nicht, kann jedoch kein Mensch genau vorhersagen, das muss sich immer im Einzelfall erweisen. Wenn ein Arzt Ihnen also prophezeit, dass Sie nur eine Chance von 30 % haben, so bedeutet das eben, dass vergleichbare Fälle zu 30 % geheilt werden. Wie es jedoch in Ihrem speziellen Fall ausgeht, kann niemand vorhersagen. Ich betone also nochmals ausdrücklich und aus vollster Überzeugung:

> Wie auch immer Ihre konkrete Situation aussehen mag:
> Sie haben eine Chance!

Aus diesem Grund mag ich dieses Zitat von Dr. Carl Simonton, einem Pionier der Psychoonkologie, sehr:

> »Wenn der Ausgang einer Sache ungewiss ist – ist es nie verkehrt, Hoffnung zu haben.«

Sollte Ihnen also ein übereifriger (und augenscheinlich schlecht kommunikationsgeschulter) Arzt begegnen, der Sie mit düsteren Prognosen verunsichert, so mag Ihnen diese Geschichte helfen, die ich immer wieder gern zitiere:

Ein Patient bekam von seinem Arzt eröffnet, dass er nur noch ein halbes Jahr zu leben hätte. Daraufhin schlug er dem Professor eine Wette um einen hohen Geldbetrag vor, den der Arzt bekommen sollte, wenn die Prognose von einem halben Jahr sich als richtig erweisen würde, im anderen Falle aber der Patient. Auf so eine Wette lässt sich natürlich kein vernünftiger Mensch ein. Daher antwortete der Arzt:

> *»Also wissen Sie, so genau kann man das doch nicht sagen.«*

Der Patient erwiderte:

> *»Vielen Dank, Herr Professor, genau das wollte ich hören!«*

Und der Bann war gebrochen.

2 Was ist Krebs?

Jährlich erkranken in Deutschland etwa 500.000 Menschen an Krebs.

Die medizinische Literatur beschreibt ca. 300 verschiedene Krebsarten. Die fünf häufigsten Formen sind: Brustkrebs (ca. 70.000 Neuerkrankungen/Jahr), Prostatakrebs (ca. 64.000), Darmkrebs (ca. 62.000), Lungenkrebs (ca. 52.000) und Hautkrebs (ca. 21.000). In diesem Kapitel werde ich erklären, was eine Krebserkrankung kennzeichnet und welche möglichen Ursachen es gibt.

Eine Krebserkrankung bedeutet unkontrolliertes und grenzenloses Wachstum von entarteten Zellen, zunächst innerhalb eines Organs (Primärtumor), später unter Umständen auch an weiteren Stellen im Körper (Tochtergeschwülste, Metastasen). Die Gefahr einer Krebserkrankung besteht zum einen darin, dass der Tumor die Funktion der betroffenen Organe durch Verdrängung/Zerstörung von gesundem Gewebes beeinträchtigt und zum anderen über kurz oder lang den gesamten Organismus derart schwächt, dass die Betroffenen schließlich daran sterben können. Deshalb spricht man von einer »bösartigen« oder auch »konsumierenden Erkrankung«: Sie frisst ihren Wirt auf. Außerdem kann so ein Tumor auch in Blutgefäße einbrechen und dadurch zu lebensbedrohlichen Blutungen führen.

Unser Körper ist lebenslang einem ständigen Wandlungsprozess unterworfen. Zu jedem Zeitpunkt unseres Lebens sterben Millionen verbrauchter Zellen ab und werden durch neue ersetzt, die ihren Platz einnehmen. Spätestens nach 7 Jahren ist dadurch jede Zelle im Körper ersetzt.

Dafür braucht es die Zellteilung. Doch bevor eine Zelle sich teilt, muss sie für die Tochterzelle eine genaue Kopie ihres Chromosomensatzes – also des genetischen Programms, der »Software« – herstellen. Da sich in jeder Zelle die genetische Information des gesamten Organismus mit allen seinen Eigenschaften und Funktionen befindet, ist das vom Informationsgehalt ungefähr so, als würde man die Bibel Wort für Wort abschreiben. Dabei kommt es logischerweise immer wieder zu Schreibfehlern, was bedeutet, dass der kopierte Chromosomensatz nicht mehr hundertprozentig in Ordnung ist. Das ist zunächst einmal nicht schlimm, denn für diesen Fall hat die Natur zahlreiche Korrekturprogramme entwickelt, die den Gendefekt wieder ausbügeln. Der gesamte Prozess der Zellteilung wird natürlich auch durch Gene geregelt. Sie bestimmen, dass und wie eine Zelle sich teilt und dass sie nach einer genau vorherbestimmten Anzahl von Zellteilungen in den programmierten Zelltod (Apoptose) geht.

Krebs beginnt mit der genetischen Veränderung von *einer einzigen normalen Zelle* im Organismus, der sogenannten Tumorstammzelle. Genau genommen muss es in dieser Zelle sogar zu mehreren Veränderungen kommen, damit sie zur Krebszelle werden kann. Jede Zelle hat nämlich in ihrem genetischen Code mehrere Anweisungen, wie sie sich im betreffenden Zellverbund, Organ, Gewebe und im Gesamtorganismus einzufügen hat. So wird beispielsweise genau geregelt, dass die Zelle nicht unbegrenzt weiter wächst oder sich endlos teilt.

Für den Fall, dass es hier zu Störungen kommt, hat jede Zelle, wie gesagt, diverse eingebaute Reparaturprogramme, um den Defekt wieder auszubügeln. Falls dies nicht gelingt, so sorgen andere Programme dafür, dass die fehlerhafte Zelle abstirbt. Und wenn auch dieser Sicherheitsmechanismus nicht greifen sollte, so tritt das Immunsystem auf den Plan und sorgt dafür, dass diese Zelle als schädlich erkannt, angegriffen und eliminiert wird.

Tatsächlich ist es so, dass in unserem Körper bei der ungeheuren Vielzahl von Zellteilungen jeden Tag entartete Zellen entstehen, die »das Zeug« zu einer Krebserkrankung haben. Davon merken wir aber überhaupt nichts, weil die eben beschriebenen genetisch vorgegebenen Sicherheitsmaßnahmen sofort greifen. Erst wenn sie *allesamt* versagen und eine entartete Zelle es schafft, das gesamte Sicherheitsnetz zu durchbrechen, wird es gefährlich. Da diese Zelle allen körpereigenen Sicherheitsprogrammen getrotzt hat, ist sie praktisch unsterblich geworden. Und nun beginnt sie, sich zu teilen und damit ein identisches Doppel mit ebenso schadhaften Genen zu erzeugen, das folgerichtig auch unsterblich ist. Nun sind es schon zwei Krebszellen. Die teilen sich wieder, aus 2 werden 4, dann 8, 16, 32, 64, 128, 256, 512, 1024 und so weiter und so fort, bis eben ein Tumor, eine Krebsgeschwulst entstanden ist.

So bekommt der betreffende Mensch eine Krebserkrankung – und zwar in dem Organ, zu welchem die erste Krebszelle gehörte, also z. B. Brust-, Lungen-, Prostata- oder Bauchspeicheldrüsenkrebs. Von den ersten entarteten Zellen bis zur diagnostizierten Krebserkrankung dauert es in der Regel Jahre, manchmal geht es allerdings auch deutlich schneller. Im besten Fall wird der Tumor sehr früh entdeckt, z. B. durch eine Krebsvorsorgeuntersuchung, in weniger günstigen Fällen erst dann, wenn man durch entsprechende Symptome darauf aufmerksam wird.

Etwas anders verhält es sich mit Blutkrebs (z. B. Leukämie). Hier ist das blutbildende System betroffen, und das sitzt im Knochenmark. Wenn diejenigen Zellen bösartig erkranken, aus denen die Blutkörperchen gebildet werden, produziert das Knochenmark eben kranke Blutzellen, und zwar in großen Mengen! Diese können ihre ursprüngliche Funktion – also Sauerstofftransport und Immunabwehr – nicht mehr wahrnehmen und verdrängen außerdem die gesunden Blutzellen, sodass die Betroffenen durch Blutarmut (Müdigkeit und Kurzatmigkeit) und/oder Infektanfälligkeit auffallen. Wenn der Arzt dann eine Blutprobe untersucht, stellt er fest, dass viel zu viele Blutzellen vorliegen, die aber krankhaft verändert sind und deshalb nicht mehr funktionieren. Ähnlich ist es bei Erkrankungen des Lymphsystems. Diesen beiden Krebsarten können im Unterschied zu Tumoren, die Organe befallen, eben nicht einem bestimmten Organ zugeordnet werden, sondern betreffen von Anfang an den gesamten Organismus, denn Blut und Lymphe fließen ja durch den ganzen Körper. Deshalb kann man diesen Krebsformen auch nicht mit lokalen Therapien – also Operation und Bestrahlung – beikommen, sondern muss immer gleich zur Chemotherapie greifen, die sich ja, wie der Krebs, via Blut und Lymphe im ganzen Körper verteilt. Näheres dazu erfahren Sie später im Kapitel über die verschiedenen Therapieformen.

Ursachen von Krebs

Zunächst einmal möchte ich feststellen, dass Krebs fast immer ein schicksalhaftes Ereignis darstellt. Das bedeutet: In aller Regel ist niemand daran schuld!

Zermartern Sie sich also bitte nicht den Kopf mit ebenso unnützen wie schädlichen Gedanken wie »*Was hab ich alles falsch gemacht, dass es so weit kommen konnte*?« oder »*Das ist jetzt die Quittung für …*« oder »*Ich bin ja selber schuld …*«. Auch die Frage »*Warum gerade ich?*« ist wenig hilfreich. Außerdem hat es ja nicht nur Sie erwischt: Jedes Jahr erkranken Millionen von Menschen an Krebs!

Aber welche möglichen Ursachen von Krebs kennen wir? Um die Aufzählung etwas zu strukturieren, teile ich sie ein in physikalische, chemische, biologische und psychologische Ursachen.

- **Physikalische Ursachen:**
  Dazu zählen Strahlung – also eine starke Exposition gegenüber UV-, Röntgen- oder radioaktiven Strahlen. Ebenso können zu heißes Essen und Trinken das Krebsrisiko erhöhen, z. B. für Speiseröhrenkrebs. Immer wieder kontrovers disku-

tiert werden auch Elektrosmog, Funknetze (Handys), Mikrowellen u. v. a. m.

- **Chemische Ursachen:**
  In diese Rubrik gehören Umweltgifte, Schadstoffe, Feinstaub, Rauchen und Fehlernährung mit industriell veränderten Nahrungsmitteln.

- **Biologische Ursachen:**
  Hierzu gehören Bakterien, Viren und Pilztoxine, aber auch Bewegungsmangel, Übergewicht, Ernährungsmängel oder Genveränderungen (Mutationen).

- **Psychologische Ursachen:**
  Allen voran ist Stress zu nennen. Übermäßiger Dauerstress schwächt nachweislich unser Immunsystem, sodass es unter Umständen nicht mehr hundertprozentig in der Lage ist, die weiter oben erwähnten immer wieder entstehenden Zellen zu erkennen, die bei der Zellteilung einen fehlerhaften Genbestand erhalten haben, und sie rechtzeitig aus dem Verkehr zu ziehen.

  Gleiches gilt für übermäßigen Ärger, einen Mangel an Ausgleich und Regeneration, zu viele Traumata und Verletzungen usw. – welche aber genau genommen auch wieder nichts anderes darstellen, als Stress. Nicht umsonst spricht man von »Kränkungen«.

- **Lebensstil**
  Es gibt natürlich auch Verhaltensfaktoren, durch die man seine Gesundheit schützen kann, und andere, die die Entstehung einer Krebserkrankung eher begünstigen. Allen voran ist natürlich das Rauchen zu nennen. Die Wissenschaft ist sich einig, dass ca. 2/3 aller Krebserkrankungen vermeidbar wären, wenn wir uns richtig ernähren und ausreichend bewegen würden, wenn wir für Entspannung, Ausgleich und »ein gutes Leben« sorgen würden und nicht rauchen.

Wir alle wissen aber auch, dass es Menschen gibt, die einen jahrzehntelangen Zigarettenkonsum überstehen, ohne Krebs zu bekommen, und andere, die anscheinend alles richtig gemacht haben und trotzdem schwer krank werden. Man kann sein Schicksal also wohl beeinflussen, kontrollieren kann man es jedoch nicht!

Es sollte Ihnen aber klar sein, dass eine Krebserkrankung in den allermeisten Fällen *nicht eine einzige Ursache* hat, sondern es sich fast immer um eine unglückliche Verkettung einer ganzen Reihe von auslösenden und begünstigenden Faktoren handelt.

Zusammenfassung

Eine Krebserkrankung entsteht durch die pathologische Veränderung des genetischen Codes einer einzigen Zelle im Rahmen der Zellteilung. Diese schadhafte Zelle charakterisiert sich dann durch grenzenlose Zellteilung, weshalb im betroffenen Organ im Laufe der Zeit schließlich ein bösartiger Tumor heranwächst. Dieser führt zunächst zur Erkrankung des Organs, später streut er im gesamten Organismus Tochtergeschwülste (»Metastasen«) aus, die für den Erkrankten lebensbedrohliche Folgen haben können.

Die Ursachen einer Krebserkrankung können physikalischer, chemischer, biologischer oder psychologischer Natur sein. Wenngleich die persönliche Lebensweise bei der Entstehung oder Verhinderung einer Krebserkrankung eine gewisse Rolle spielt, so ist die Krankheit doch immer auch ein schicksalhaftes Ereignis, an dem in der Regel keiner »schuld« ist.

3 Stadieneinteilung und Prognosen

Wenn eine Krebsdiagnose gestellt ist, geht es zunächst einmal darum, Art und Ausmaß der Erkrankung im gegebenen Fall genau zu bestimmen. Um was für einen Typ von Krebs handelt es sich? In welchem Stadium befindet sich die Erkrankung?

Beschränkt sich die Erkrankung auf den Ursprungsort oder sind weitere Strukturen/Organe betroffen? Dieses Wissen ist entscheidend für die Therapieplanung und die Prognose.

Dafür brauchen die Ärzte weitere Gewebsuntersuchungen, um spezifische biologische Eigenschaften des Tumors, wie Grad der Bösartigkeit, Rezeptorenstatus, Teilungsgeschwindigkeit der Tumorzellen etc., zu bestimmen. Weiterhin benötigen sie bildgebende Verfahren wie Ultraschall, Röntgen, Computertomografie (CT), Magnetresonanztomografie (MRT), Knochenszintigramm, PET-Scan und andere Techniken. Diese dienen allesamt dazu herauszufinden, ob z. B. Lymphknoten befallen sind und ob der Tumor schon Tochtergeschwülste (Metastasen) gebildet hat.

Erst wenn diese Informationen vorliegen, lässt sich das Ausmaß der Erkrankung genau bestimmen. Das erlaubt es den Ärzten, die für den individuellen Fall optimale Therapie zu finden. Hierfür gibt es mehrere Klassifizierungssysteme, die ich im Folgenden erläutern werde:

- TNM-Klassifikation
- Grading (Grad)
- Rezeptorenstatus
- Immunologische Eigenschaften des Tumors

Der Vollständigkeit halber sei erwähnt, dass es darüber hinaus noch weitere Klassifikationen für spezielle Krebserkrankungen wie Leukämien und andere gibt:

- Gleason-Score (Prostatakarzinom)
- Ann-Arbor-Klassifikation (Lymphome)
- u. v. a. m.

TNM-Klassifikation

Die TNM-Einteilung wird bei soliden Tumoren angewandt (solide im Unterschied zu Krebserkrankungen, die nicht unbedingt mit einer Geschwulst einhergehen, also z. B. Blutkrebs/Leukämien, die nach anderen Kriterien beurteilt werden).

Bei dieser Einteilung steht das **T** für die Tumorgröße, das **N** für Lymphknotenbeteiligung (N steht für englisch *nodes*: Knoten) und das **M** für Metastasen. So sagt beispielsweise eine Klassifizierung »T1, N0, M0«, dass es sich um einen kleinen Tumor (T1) ohne Lymphknotenbeteiligung (N0) und ohne Metastasen (M0) handelt, mithin eine Krebserkrankung im Frühstadium. Ein Tumor mit der Klassifizierung »T3, N2, M1« hingegen ist ziemlich groß (T3), befallene Lymphknoten sind in 2 verschiedenen Körperregionen nachweisbar (N2), und er hat bereits Metastasen gebildet (M1). Hierbei handelt es sich offensichtlich um ein fortgeschrittenes Stadium und damit natürlich um eine wesentlich gefährlichere Erkrankung, die völlig anders zu therapieren ist als beim ersten Beispiel.

Ergänzend zur TNM- Klassifikation werden oft noch folgende Angaben gemacht:

- **c** (von engl. *clinical*: klinisch) zeigt an, dass die Einstufung auf eine körperliche Untersuchung, typische Symptome oder die Ergebnisse bildgebender Verfahren zurückgeht. Eine klinische

Klassifikation (cTNM) wird in der Regel vor der endgültigen Sicherung der Diagnose durch eine Gewebsprobe als vorläufige Einschätzung vorgenommen.
- **p** (von engl. *pathological*: pathologisch) bedeutet, dass die Einstufung aufgrund der Untersuchung einer Gewebsprobe beim Pathologen vorgenommen wurde.
- **r** steht für »Rezidiv« und bedeutet, dass der Tumor erneut aufgetreten ist.
- **R** zeigt an, dass nach einer Behandlung noch restliches Krebsgewebe gefunden wurde.
- **Tis/Cis** (»Tis«/»Cis« für lateinisch *tumor/carcinoma in situ*: am Ort) bedeutet, dass es sich um eine Vorstufe oder Frühform von Krebs handelt.
- **x**: ein kleines »x« hinter dem T, N oder M, also zum Beispiel »T1, N0, Mx« bedeutet: »kein Urteil möglich«, d. h., nach dem gegenwärtigen Stand der Untersuchungen kann das (noch) nicht genau eingeschätzt werden. In diesem Beispiel heißt das also: Man weiß noch nicht genau, ob Metastasen vorliegen.

Das TNM-System lässt sich nicht auf alle Krebsarten gleich gut anwenden. So gibt es beispielsweise bei Blutkrebs (Leukämie) keinen Primärtumor, denn die Blutkrebszellen befinden sich ja im Blutstrom und damit im gesamten Körper. Hirntumoren hingegen bilden nur sehr selten Fernmetastasen aus. Bei Leukämien ist daher der Anteil der erkrankten Zellen im Blut ein wichtiges Beurteilungskriterium, bei Hirntumoren dagegen das Ausmaß der Zellveränderung (s. »Grading«).

Grading (Grad)

Neben der TNM-Einteilung wird bei der Diagnose meist noch ein **G** mit nachfolgender Zahl genannt. Hierbei handelt es sich um das sogenannte »Grading«, das kennzeichnet, welchen Grad der Bösartigkeit das Tumorgewebe hat. Genauer gesagt geht es dabei um den Differenzierungsgrad des Krebsgewebes, d. h. das Ausmaß, wie stark es vom gesunden Gewebe abweicht. Wichtige Bestimmungsparameter hierfür sind Größe und Form der Zellkerne, die Zellteilungsaktivität sowie die Ähnlichkeit mit dem Ursprungsgewebe.

Gängig ist eine Einteilung in 4 Grade:

- Grad 1 (G1): gut differenziertes, gering entartetes Tumorgewebe (»low-grade«)
- Grad 2 (G2): mäßig differenziertes, deutlich entartetes Tumorgewebe
- Grad 3 (G3): schlecht/niedrig differenziertes, stark entartetes Tumorgewebe
- Grad 4 (G4): undifferenziertes bösartiges Gewebe, welches so stark entartet ist, dass es nicht mehr oder nur durch weitergehende immunhistochemische Untersuchungen einem bestimmten Ausgangsgewebe zugeordnet werden kann
- Grad X (GX): Differenzierungsgrad konnte nicht bestimmt werden.

Normalerweise gilt: Je weniger differenziert die Tumorzellen sind (also je höher der G-Wert), desto bösartiger ist der Krebs. Das bedeutet, umso schneller wachsen sie und neigen früher dazu, in das umgebende Gewebe einzubrechen oder zu metastasieren.

Deshalb zeigen hoch differenzierte Tumoren (G1) meist einen wesentlich günstigeren Verlauf als niedrig differenzierte (G4).

Rezeptorenstatus

Bei vielen Krebsarten lassen sich an der Oberfläche der Krebszellen Rezeptoren für bestimmte Stoffe nachweisen, beispielsweise für Hormone. Deshalb wird bei der genauen Einteilung des gegebenen Tumors auch angegeben, ob die Tumorzellen diese Rezeptoren aufweisen oder nicht. Dies hat Konsequenzen für die zur Verfügung stehenden Therapieoptionen. Wenn sich in den Zellen eines Brusttumors beispielsweise Rezeptoren für weibliche Sexualhormone nachweisen lassen, dann bedeutet dies zum einen, dass der Tumor durch das weibliche Hormon Östrogen im Wachstum stimuliert wird. Zum anderen weiß man aber auch, dass die Blockierung von Östrogen durch entsprechende Medikamente einen hemmenden Effekt auf das Tumorwachstum haben wird. Wenn ein Tumor also »rezeptor-positiv« ist, so ist das ein eher günstiger Befund.

Immunologische Eigenschaften des Tumors

In jüngster Zeit rückt neben Operation, Bestrahlung und Chemotherapie noch eine weitere Therapieoption in den Fokus, nämlich die Behandlung mit Antikörpern. Hierfür werden die Tumorzellen noch nach weiteren Kriterien untersucht, die ihre immunologischen Eigenschaften beschreiben. Auf der Basis dieser Informationen lassen sich Antikörper entwickeln, die den betreffenden Tumor gezielt attackieren.

Daneben braucht es manchmal noch weitere Untersuchungen wie Labortests, Tumormarker oder Endoskopie (z. B. Bauchspiegelung).

Staging

In der Summe ergibt sich aus all diesen unterschiedlichen Charakterisierungen eines gegebenen Tumors unterm Strich das Staging, also die Bestimmung des Stadiums von 1 bis 4 (*stage*, englisch für Stadium). Damit wird beschrieben, wie weit die Erkrankung fortgeschritten ist.

Stadium 1 besagt, dass es sich um ein offenbar früh entdecktes, noch lokal begrenztes Geschehen handelt, während sich die Erkrankung mit zunehmendem Stadium weiter ausgebreitet hat. Im Stadium 4 ist die Krankheit weit vorangeschritten und wird dann in aller Regel als unheilbar betrachtet (was aber nicht unbedingt zutreffend sein muss! Siehe Kapitel »Krebs ist heilbar«). Da es sich um eine international gängige Einteilung handelt, kann jeder Arzt die Erkrankung sofort einschätzen, wenn er diese Informationen hat.

Die vorhandenen Staging-Systeme erheben nicht den Anspruch, die Ausbreitung einer Krankheit vollständig zu beschreiben. Sie ermöglichen vielmehr eine grobe Klassifikation, eine Einschätzung der Prognose und eine systematische Dokumentation, wie der Verlauf einer Erkrankung ist und welche Erfolge oder Misserfolge die Therapie erbracht hat. Der letztere Aspekt ist besonders wichtig, wenn es darum geht, die Erfahrungen verschiedener Behandlungszentren zu sammeln (Krebsregister) und für einen individuellen Patienten nutzbar zu machen.

Denn letztlich ist es das Stadium, das vorgibt, welche konkrete Therapie im gegebenen Fall die besten Heilungschancen eröffnet.

Prognose

Außerdem erlaubt die Bestimmung des Stadiums auch gewisse Vorhersagen über den Ausgang der Erkrankung, also eine Prognose. Diese ist aber mit größter Vorsicht zu betrachten, da sie lediglich eine statistische Wahrscheinlichkeit ausdrückt, die sich aus der mathematischen Auswertung ähnlich gelagerter Fälle in der Vergangenheit ergibt. Sie mag zwar einen vagen Anhalt geben, mit welchem Ausgang womöglich zu rechnen ist, sagt aber für den Einzelfall überhaupt nichts Verlässliches aus.

Das verhält sich ähnlich wie mit der allgemeinen »durchschnittlichen Lebenserwartung«. Dabei handelt es sich ebenfalls um eine statistische Größe, welche beschreibt, wie alt Männer und Frauen im Durchschnitt werden. Obwohl es sich dabei zweifellos um eine mathematisch korrekte Angabe handelt, hat sie für den Einzelnen nur wenig Bedeutung. Man stirbt nicht, wenn es der Statistiker sagt, sondern wenn sich das individuelle Schicksal erfüllt. Das mag beim einen der plötzliche Kindstod sein, der andere wird über hundert Jahre alt und übertrifft seine statistische Lebenserwartung (bzw. Prognose) damit um Jahrzehnte.

Lassen Sie sich also bitte nicht von schlechten Prognosen schrecken, mit denen ein Arzt sie womöglich unbedacht »hypnotisiert«.

> Ärzte mögen viel über Ihre Erkrankung wissen, über Ihr Schicksal wissen Sie jedoch nichts!

Zusammenfassung

Dieses Kapitel erklärt, wie eine Krebserkrankung nach Gewebsbefund, Tumorgröße, Lymphknotenbeteiligung, eventuellen Metastasen, Hormonrezeptoren und weiteren Faktoren beschrieben wird. Aus diesen Informationen ergibt sich das Krankheitsstadium – es liefert Hinweise darauf, welche Therapie angeraten ist und wie die voraussichtliche Prognose für den jeweiligen Fall aussieht. Diese ist aber nur als mathematisch-statistische Risikoeinschätzung zu verstehen und nicht als verlässliche Vorhersage für den Einzelfall.

4 Wie wird Krebs behandelt?

In diesem Kapitel geht es um die gängigen Therapieoptionen in der Krebsbehandlung und was man darüber wissen sollte.

In der Krebstherapie ist es das vorrangige Ziel, die bösartige Geschwulst möglichst komplett zu entfernen. Wenn dies gelingt, bestehen gute Aussichten auf dauerhafte Heilung. In solchen Fällen spricht man von einer **kurativen** Therapie.

In vielen Fällen braucht es hierzu neben der operativen Entfernung des Tumors als Ergänzung weitere therapeutische Maßnahmen – wie Bestrahlung, Chemotherapie, Rezeptorblockade oder Antikörpertherapie, um nur die häufigsten zu nennen. Diese erweiterten Behandlungen nennt man dann **adjuvante** Therapien.

Manchmal ist es auch so, dass die vollständige Beseitigung des Tumors nicht gelingt. In diesen Fällen erklären die Schulmediziner den Fall als »unheilbar« und nennen die Therapie dann **palliativ**. Das ist für die Betroffenen ein ziemlicher Schock, weil sie denken, sie seien verloren und hätten schweres Leiden und einen qualvollem Tod vor sich. Doch auch ein Palliativpatient kann sich unter Umständen noch viele Jahre einer großen Lebensqualität erfreuen! Das Thema Palliativmedizin ist deshalb so wichtig, dass ich ihm ein eigenes Kapitel widme.

Operation

In den meisten Fällen beginnt eine Krebsbehandlung damit, dass der Primärtumor operativ entfernt wird. Je nach den individuellen Gegebenheiten kann sich der Operateur darauf beschränken, lediglich die Krebsgeschwulst zu entfernen, in anderen Fällen muss er noch Strukturen in der Umgebung wie Lymphknoten etc. »mitnehmen«.

Manchmal sind auch komplizierte operative Maßnahmen notwendig – zum Beispiel, um die Kontinuität eines Organsystems nach Entfernung des Tumors wiederherzustellen. Dies kann beispielsweise beim Speiseröhren- oder auch Darmkrebs notwendig sein – oft muss sich der Chirurg etwas einfallen lassen, damit der betroffene Mensch weiterhin Nahrung zu sich nehmen kann und Stoffwechselreste auch wieder loswird. Oder er muss Defekte beheben, die durch die Tumorentfernung entstanden sind, z. B. bei Hautkrebs oder der Entfernung einer weiblichen Brust. In solchen Fällen spricht man von plastischer Chirurgie. Eine Krebsoperation kann also je nach Lage des Falles schnell gehen oder auch sehr umfangreich sein. Dementsprechend sind die Operationen auch unterschiedlich belastend. Manchmal erholt sich der Patient innerhalb weniger Tage von dem Eingriff, in anderen Fällen dauert es Monate, bis wieder alles funktioniert. In mittlerweile sehr seltenen Fällen bleiben auch auf Dauer Defekte bestehen – wie z. B. ein künstlicher Darmausgang oder ein amputiertes Bein. Aber auch dann gibt es heutzutage zahllose Möglichkeiten, mit denen man den betroffenen Patienten ein nahezu normales Leben ermöglichen kann.

Bestrahlung

Häufig ist bei einer Tumorerkrankung mit der Operation noch nicht alles erledigt, und man muss anschließend noch eine Strahlentherapie durchführen. Dies ist zum Beispiel beim Brustkrebs der Fall, wenn brusterhaltend operiert wurde, und erst recht, wenn Lymphknoten in der unmittelbaren Umgebung (Achselhöhe) betroffen sind.

In manchen Fällen ist eine Bestrahlung auch die erste Wahl, wenn ein Tumor zum Beispiel nicht operativ zu entfernen ist, ohne schwere Kollateralschäden in Kauf zu nehmen. Dieser Fall kann zum Beispiel bei einem Gehirntumor eintreten, bei dem viel gesundes Gewebe geopfert werden müsste, um den Tumor zu erreichen. In diesen Fällen ist die Strahlentherapie eine gute Option.

Bei einer Strahlentherapie werden sehr energiereiche Strahlen gezielt in die erkrankte Region gesendet, um das Tumorgewebe zu zerstören. Das können Sie sich so vorstellen, wie wenn der Held in einem Science-Fiction-Film den Bösewicht mit einer Laserpistole unschädlich macht.

Aufgrund ihrer biologischen Eigenschaften sind die Krebszellen sehr sensibel gegen Strahlung, sodass sie schneller abgetötet werden können als das umgebende gesunde Gewebe. Dieses wird durch die Bestrahlung zwar meist auch in Mitleidenschaft gezogen, erholt sich aber anschließend wieder. Von der Bestrahlung selber merkt der Patient zunächst einmal nichts: Sie tut weder weh, noch wird es warm, noch spürt man sonst irgendetwas. Es ist allenfalls etwas unheimlich und für manche auch beängstigend, wenn man so ganz alleine den bedrohlich wirkenden Maschinen ausgesetzt ist, die aber in Wirklichkeit einen großen Beitrag zur Heilung leisten können. Das Beste, was man also tun kann, ist die Prozedur einfach über sich ergehen zu lassen, und hier sind die im Vorteil, die sich gut entspannen können und eine positive Einstellung dazu finden. Ich habe während meiner Strahlentherapie immer meditiert und mir dabei vorgestellt, wie die Strahlen die Tumorzellen »plattmachen«.

Das Geschick der Strahlentherapeuten und die Präzision ihrer Geräte sind heute faszinierend groß. So kann man beispielsweise schon Tumoren am Sehnerv so millimetergenau bestrahlen, dass der Sehnerv selbst völlig unbeschädigt bleibt. Generell ist zu sagen, dass es immer besser gelingt, die Tumoren so gezielt zu bestrahlen, dass die negativen Folgen für das umgebende gesunde Gewebe so gering wie möglich bleiben. Nach einigen Bestrahlungssitzungen spürt man dann allerdings meistens doch etwas. Das kann sich z. B. wie Sonnenbrand anfühlen. Wenn sehr empfindliche Gewebe, wie z. B. Schleimhäute in Mund, Hals, Darm oder Harnblase, im Bestrahlungsgebiet liegen, werden diese leider immer noch spürbar in Mitleidenschaft gezogen und reagieren entsprechend gereizt. Aber auch hier wissen die Ärzte, wie man Abhilfe schafft, und in aller Regel klingen diese ebenso unvermeidbaren wie unangenehmen Nebenwirkungen im Lauf der Zeit wieder völlig ab.

Eine besondere Form der Strahlentherapie besteht in der sogenannten »Brachytherapie«. Hierbei wird die Bestrahlung nicht von außen vorgenommen, sondern die Strahlenquelle wird direkt in das zu bestrahlende Organ eingebracht. Das macht man z. B., indem man das Tumorgebiet mit kleinen Metallstücken (engl. *seeds*) »spickt«, die vorher mit der entsprechenden Strahlung aufgeladen wurden. Die Strahlung wirkt dann sozusagen direkt am Tumor.

Der Vorteil dieser Therapieform besteht darin, dass die Ärzte eine Strahlenart anwenden können, die nur auf sehr kurze Distanz wirkt und damit nur die unmittelbare Umgebung der Seeds betrifft. Das wiederum bedeutet deutlich weniger Nebenwirkungen für den Gesamtorganismus. Der Nachteil ergibt sich aus genau demselben Grund: Die Brachytherapie wirkt nur auf sehr kurze Distanz. Deshalb muss man sich schon sehr sicher sein, wo das Tumorgewebe liegt und dass es eben nur dort liegt, wenn man diese Therapieoption erwägt. Die Brachytherapie wird heute vor allem beim Prostatakrebs angewandt, in bestimmten Fällen aber auch beim Brustkrebs, Lungenkrebs, Tumoren im Mundboden und im HNO-Bereich, bei gynäkologischen Tumoren und beim Speiseröhrenkrebs.

Chemotherapie (Zytostatika)

Die Chemotherapie ist vermutlich die Therapieoption, vor der die Patienten am meisten Angst haben, und das kann ich gut verstehen. Denn hier wird ja mit Substanzen gearbeitet, die naturgemäß sehr aggressiv sind. »*Und das soll gesund sein?*«, fragt sich da manch ein Patient spätestens, wenn sie oder er über die potenziellen Risiken und Nebenwirkungen aufgeklärt wird.

Nun, diese Substanzen mögen vielleicht nicht unbedingt gesund sein, aber heilsam! Denn sie haben eben das Potenzial, Krebszellen abzutöten, und damit können sie Ihr Leben retten. Der Preis hierfür besteht in Nebenwirkungen, die meist aber weniger dramatisch sind, als viele sich das vorstellen. Die häufigsten sind Erschöpfung, Übelkeit, Brechreiz, Durchfall, Schleimhautreizungen, manchmal auch neurologische Störungen wie Schwindel oder Missempfindungen in den Armen und Beinen. Manche Zytostatika können auch Leber, Herz und Nieren beeinträchtigen, einige wenige die Fortpflanzungsfähigkeit, wieder andere haben Auswirkungen auf das Knochenmark und können dann vorübergehend zu Blutarmut (Anämie) oder Abwehrschwäche führen. Manche wirken auch auf Haut und Haare, sie führen möglicherweise zu Juckreiz, Haarausfall sowie Störungen an Finger- und Zehennägeln.

Das klingt zunächst fürwahr wie ein Horrorszenario, bei dem einem wirklich himmelangst werden kann! Tatsächlich ist es aber so, dass diese unerwünschten Nebenwirkungen längst nicht bei jeder Chemotherapie und erst recht nicht alle auf einmal auftreten. Gleichwohl, und da beißt die Maus keinen Faden ab: Ein Zuckerschlecken ist das wirklich nicht!

Bedenken Sie aber bitte auch, wann und weshalb die Chemotherapie eingesetzt wird. Im Unterschied zu Operation und Bestrahlung, die sich ja immer nur auf eine umschriebene Region im Körper richten lassen und den Rest nicht tangieren, wirkt Chemotherapie im gesamten Organismus. Sie wird immer dann angewandt, wenn die Ärzte aufgrund der vorliegenden Befunde im gegebenen Fall davon ausgehen müssen, dass sich bereits an mehreren Stellen im Körper Krebszellen angesiedelt haben, oder wenn es sich um eine besonders aggressive Krebsform handelt, bei der man damit rechnen muss, dass dies geschieht. Und dann ist es eben mit nur regional wirkenden Therapien wie Operation und Bestrahlung nicht getan, sondern man muss zu Mitteln greifen, die sich im gesamten Organismus verteilen. Die Strategie lautet: *Egal, wo die Krebszellen sich verstecken, wir schicken ein Rudel Spürhunde los, das sie (hoffentlich) alle aufstöbert und abtötet!*

Eine ganz besondere Rolle spielt die Chemotherapie bei Blutkrebs (z. B. Leukämie). Das blutbildende System befindet sich ja im Knochenmark, und hier sitzen auch die krankhaft veränderten Krebsstammzellen, aus denen die pathologischen Blutzellen hervorgehen. Diesen Krebszellen im Knochenmark kann man nur mit einer Chemotherapie beikommen. Wenn die Ärzte Ihnen also eine Chemotherapie empfehlen, gibt es meist wenig Gegenargumente. Halten Sie sich an die Devise: Augen zu und durch!

Die gute Nachricht ist aber auch hier, dass die Nebenwirkungen allesamt über kurz oder lang wieder verschwinden und dass die Chemotherapie einen entscheidenden Beitrag dazu leisten kann, dass der Patient geheilt wird.

Knochenmarkstransplantation

Bei manchen Krebsformen, insbesondere bei Blutkrebs, muss man, um auch wirklich alle Krebszellen zu »erwischen«, so radikal vorgehen, dass neben den krankhaften Zellen auch die gesunden blutbildenden Zellen im Knochenmark mit abgetötet werden.

Da man aber ohne Blut nicht leben kann, müssen die Ärzte unmittelbar nach der Chemotherapie dafür sorgen, dass sich im Knochenmark wieder gesunde Zellen ansiedeln. Das macht man mithilfe einer Knochenmarkstransplantation. Hierfür verwendet man entweder die eigenen Stammzellen des Patienten, die zuvor eingefroren wurden (sogenannte autologe Knochenmarkstransplantation), oder die Zellen eines fremden Spenders (allogene Knochenmarkstransplantation). Für eine solche Fremdspende muss ein passender Spender gefunden werden, dem man gesunde Knochenmarkszellen entnimmt und diese dem Empfänger, also dem Krebspatienten, in Form einer Infusion verabreicht. Die infundierten Zellen finden ihren Weg ins Knochenmark des Empfängers dann ganz von selbst. Sie siedeln sich dort an und vermehren sich, bis der Patient wieder über ein ganz normal funktionierendes blutbildendes System verfügt, wenn alles gut geht. Knochenmarksspender und -empfänger müssen sich genetisch sehr ähnlich sein, damit die neuen Immunzellen das Gewebe des Empfängers überhaupt akzeptieren. Deshalb kommen als Spender oft nahe Verwandte infrage. Es können unter Umständen aber auch völlig Fremde sein, sie müssen nur genetisch passen. Viele Menschen lassen sich als Knochenmarksspender bei einer der weltweit vernetzten Organisationen registrieren.

Radiochemotherapie

Wie der Name schon sagt, handelt es sich hierbei um eine Kombinationstherapie, bestehend aus der zeitgleichen Anwendung von Bestrahlung *und* Chemotherapie. Diese hat sich besonders in Fällen bewährt, wo der Primärtumor aufgrund von Größe und/oder Lokalisation zunächst inoperabel erscheint. Oft gelingt es, den Tumor durch diese Kombinationstherapie so zu verkleinern, dass er sich sekundär doch noch gut herausoperieren lässt. In solchen Fällen spricht man von **neoadjuvanter Therapie.**

Rezeptorblockade

Bei manchen Arten von Krebszellen, z. B. bei bestimmten Brustkrebs- und Prostatakarzinomtypen, lassen sich an der Zellwand sogenannte Hormonrezeptoren nachweisen. Das kann man sich so vorstellen, als ob sich dort eine Art Schloss befindet, hinter dem sich ein Schalter verbirgt, der die Krebszelle aktiviert. Der »Schalter« wird dann durch bestimmte Hormone aktiviert, die zum Rezeptor passen wie der Schlüssel zum Schloss. Wenn das Hormon am Rezeptor andockt, wird die Krebszelle »angeschaltet« und zu Wachstum und Zellteilung stimuliert. Um genau dies zu verhindern, hat man sogenannte Rezeptorenblocker entwickelt. Diese sind sozusagen wie ein Nachschlüssel für den Rezeptor und docken auch an diesem an, führen jedoch nicht zur Aktivierung der Zelle. Damit ist der Rezeptor besetzt und kann durch das betreffende Hormon nicht mehr stimuliert werden. Das funktioniert in der Regel sehr gut, weshalb der Nachweis von Hormonrezeptoren auf Krebszellen eher als prognostisch günstiger Faktor zu sehen ist. Der Nachteil besteht darin, dass die Rezeptorenblocker auch die Hormonrezeptoren der gesunden Zellen blockieren, sodass auch diese nicht mehr für den Effekt des betreffenden Hormons empfänglich sind. Und da es sich dabei meist um Sexualhormone (Östrogen, Progesteron und Testosteron) handelt, geraten die Patienten, die mit Rezeptorenblockern therapiert werden, durch die Therapie in eine Art »künstliche Wechseljahre«. Mögliche Nebenwirkungen dieser Behandlung bestehen in Schwitzen, Stimmungsschwankungen, nachlassender Libido und Osteoporose. Letztere kann man aber durch die zusätzliche Gabe eines Medikaments vermeiden, welches den Knochen schützt und kräftigt.

Antikörpertherapie

Die Antikörpertherapie ist ein sehr interessanter und vielversprechender neuer Weg in der Krebstherapie. Sie besteht darin, dass man dem Immunsystem eines Patienten beibringt, ganz gezielt gegen seine Krebszellen vorzugehen. Hierfür werden die

Krebszellen derart markiert, dass das Immunsystem sie erkennen kann und von den gesunden Zellen unterscheiden lernt.

Diese neuartige Therapie ist insofern ein großer Schritt in die richtige Richtung, als es hier zum ersten Mal gelungen ist, ein Vorgehen zu entwickeln, welches sich selektiv gegen die Krebszellen richtet und die gesunden Zellen in Ruhe lässt. (Bitte erinnern Sie sich: Bei Bestrahlung und Chemotherapie werden immer auch gesunde Zellen in Mitleidenschaft gezogen, weil diese Therapieformen nicht selektiv nur gegen die Krebszellen wirken.) Die Antikörpertherapie hat bereits bahnbrechende Erfolge bei bestimmten Krebsformen vorzuweisen, wie z. B. dem schwarzen Hautkrebs (Malignes Melanom). Bei anderen Krebsarten bedarf es noch weiterer Forschung und Entwicklung, bis man sie mit einer Antikörpertherapie behandeln kann. Ein noch ungelöstes Problem besteht im Moment darin, dass die Antikörpertherapie ja über die Aktivierung des Immunsystems wirkt. Und dabei kann es passieren, dass das gesamte Immunsystem überaktiv wird, was sich z. B. in Form von allergischen Reaktionen bemerkbar machen kann. Es dürfte jedoch nur eine Frage der Zeit sein, bis man auch diese Probleme in den Griff bekommt und die Antikörpertherapie für weitere Tumorarten verfügbar macht. Hier liegt vermutlich die Zukunft der Krebstherapie.

Immunologische Checkpoint-Inhibitoren

Dieser neue Therapieansatz steht im Moment ganz im Vordergrund des Interesses und löst geradezu einen Hype aus. Er nutzt die folgende Strategie:

Das Immunsystem verfügt über eine Reihe von Kontrollmechanismen, um überschießende Abwehrreaktionen zu verhindern. Das ist wichtig, damit es z. B. nicht zu allergischen Reaktionen oder gar sogenannten Autoimmunkrankheiten kommt, bei denen das Immunsystem die eigenen Organe attackiert. Tumoren missbrauchen diese Immunkontrollpunkte oder auch Checkpoints, um die gegen sie gerichtete körpereigene Immunabwehr außer Kraft zu setzen. Hier greifen Checkpoint-Inhibitoren an: Sie hemmen die Signalwege, lösen also gewissermaßen die Bremsen des Immunsystems und geben damit der Körperabwehr wieder die Möglichkeit, den Tumor zu attackieren. Die ersten zwei Medikamente dieser Klasse sind bereits zugelassen und werden mit großem Erfolg beim Malignen Melanom (schwarzer Hautkrebs) sowie bei Lungen- und Nierenkrebs eingesetzt.

Gentherapie

In den letzten Jahren war viel von den angeblich wunderbaren Möglichkeiten der Gentherapie die Rede. Wie ich bereits ausgeführt habe, steht am Beginn einer Krebserkrankung ja die genetische Veränderung der betroffenen Zellen. Bei der Gentherapie geht es darum, dass man die schadhaften Gene identifiziert, herausschneidet und durch die ursprünglichen, intakten Gene ersetzt. Doch leider scheint es so, dass dieser Therapieansatz die in ihn gesetzten Erwartungen nicht erfüllt, weshalb er derzeit in der Krebstherapie keine Rolle mehr spielt.

Und wie geht es dann weiter?

Rehabilitation

Im Anschluss an die sogenannte Primärtherapie (oder auch Erstlinientherapie), die sich meist über einige Monate hinzieht, werden die Patienten in aller Regel in eine Rehabilitationsklinik geschickt. Dort werden die Folgen der Erkrankung und Therapie behandelt. Ziel der Rehabehandlung ist es, dass die Patienten wieder zu Kräften kommen, sich geistig, körperlich und seelisch erholen und allmählich wieder an ein normales Leben im Alltag herangeführt werden. In manchen Fällen ist es auch nötig, Patienten dabei zu unterstützen, wenn sie lernen müssen, mit den eventuellen Folgen der Erkrankung – wie zum Beispiel Organverlust, Funktionseinschränkungen, einem künstlichen Darmausgang etc. – umzugehen. In der Rehaklinik stehen deshalb neben Ärzten und Pflegepersonal auch Physiotherapeuten, Ergotherapeuten, Psychotherapeuten und Psychoonkologen sowie Sport- und Entspannungstrainer zur Verfügung.

Nachsorgeuntersuchungen

Die Nachsorgeuntersuchungen sollen sicherstellen, dass der Krebs wirklich verschwunden ist, bzw. dass man frühestmöglich reagieren kann, falls Hinweise auftreten, dass er noch nicht ganz besiegt ist. Hierfür kommen neben der körperlichen Untersuchung wieder bildgebende Verfahren wie Ultraschall oder Computertomografie zum Einsatz. Außerdem werden in vielen Fällen sogenannte Tumormarker regelmäßig kontrolliert. Das sind Laborwerte, die ansteigen, wenn irgendwo im Körper noch Tumoraktivität vorhanden ist, und die sinken, wenn die Therapie anschlägt und die Tumorlast abnimmt.

Umgekehrt ist ein Wiederanstieg der Tumormarker nach Therapieende immer ein Hinweis darauf, dass der Krebs wieder aktiv wird. Und auch für diesen Fall gilt: Je früher man dies feststellt, umso besser sind die Chancen, die Angelegenheit wieder in den Griff zu bekommen. Deshalb ist es sehr wichtig, dass Sie die vorgesehenen Intervalle zur Nachsorge konsequent einhalten.

Die Krebsnachsorge wird anfangs engmaschig alle paar Monate durchgeführt, mit zunehmendem Abstand von der Primärbehandlung dann in immer größeren Intervallen. Anfangs ist das für die meisten Patienten jedes Mal eine ziemlich bange

Geschichte, weil man natürlich Angst hat, der Arzt würde wieder etwas finden. Mit zunehmender Zeit jedoch gewöhnt man sich daran und findet Stück für Stück wieder zurück zu dem Bewusstsein, dass man allen Grund für Hoffnung und Zuversicht hat.

Zusammenfassung

In diesem Kapitel wurden die verschiedenen Therapieoptionen (Operation, Bestrahlung, Chemotherapie etc.) bei Krebs von ihrem grundsätzlichen Wirkmechanismus her näher beleuchtet.

Es gibt in der Krebstherapie verschiedene Strategien:

- Der »kurative« Ansatz zielt auf vollständige Heilung.
- Der »palliative« Ansatz zielt auf maximale Lebensqualität über einen möglichst langen Zeitraum, wenn vollständige Heilung nicht mehr zu erwarten ist.
- Unter »adjuvanter« Therapie versteht man Maßnahmen, die neben/nach der operativen Entfernung des Primärtumors dafür sorgen sollen, dass der Krebs nicht wieder auftritt.
- »Neoadjuvante« Therapie schließlich hat zum Ziel, einen anfangs inoperablen Tumor mit Maßnahmen wie Bestrahlung und/oder Chemotherapie so weit zu verkleinern, dass es im Anschluss daran doch gelingt, den Tumor zu entfernen.

Wir haben erfahren, worin der Nutzen, aber auch die Risiken der verschiedenen Strategien bestehen, und einen Blick in die Zukunft geworfen, die vielversprechende neue Therapiemethoden erwarten lässt.

5 Google weiß alles …

Was liegt näher als der Versuch, sich angesichts einer schockierenden Krebsdiagnose an den Computer zu setzen und bei Google zu informieren? Und so verständlich ich diesen »Reflex« auch finde, muss ich Ihnen jedoch dringendst davon abraten! Weil Sie nämlich durch das »Googeln« einer Krebsdiagnose mit an Sicherheit grenzender Wahrscheinlichkeit völlig verunsichert werden!

Das fängt schon damit an, dass Sie nach Eingabe der Diagnose mit mehreren hunderttausend Einträgen konfrontiert sein werden. Und wenn Sie die ersten paar davon angeklickt haben, werden Sie feststellen, dass Sie zu ein und derselben Diagnose völlig unterschiedliche Informationen, Einschätzungen, Empfehlungen und Warnungen bekommen. Und nach einer Stunde Googeln ist Ihr Bedürfnis nach Information und Klarheit über das weitere Vorgehen in einen Zustand völliger Verwirrung übergegangen, und Sie wissen überhaupt nicht mehr, was Sie tun sollen.

Deshalb mein Rat:

Verzichten Sie aufs »Googeln«!

Das Internet ist bekanntlich eine Plattform, in die *jeder* seine Erkenntnisse und Meinungen stellen kann und darf. Sie finden darin mit Sicherheit zu jedem erdenklichen Thema manch Schlaues, aber mit noch größerer Sicherheit viel mehr Unseriöses zu lesen – auch zu medizinischen Themen. Der größte Unsinn steht gleichrangig neben differenzierten und seriösen Studien. Unsortiert und ungefiltert kursieren dort neben wissenschaftlichen Abhandlungen durchaus ernst zu nehmende alternativmedizinische Auffassungen, aber auch die absurdesten Ergüsse von irgendwelchen selbst ernannten Möchtegern-Koryphäen, Pseudowissenschaftlern, Wichtigtuern, Heilsbringern, Egozentrikern oder auch einfach nur Abzockern, die wissen, wie leicht es ist, sich an der Not und Verzweiflung kranker Menschen zu bereichern.

Jede Therapierichtung wird von ihren Vertretern und Anhängern nicht immer realistisch und wahrheitsgemäß, aber meist als die natürlich einzig wahre, richtige und hilfreiche dargestellt. Für den Laien ist es schlichtweg unmöglich zu beurteilen, was glaubwürdig ist und was schiere Marktschreierei ohne jede realistische Grundlage.

Es gibt etwa 15.000 Krankheiten – aber nur eine Gesundheit. Für jede Krankheit gibt es, je nach Weltanschauung, Kultur und Glaubensrichtungen, unermesslich viele Therapievarianten – angefangen von der Schulmedizin über »Alternativmedizin«, Naturheilverfahren, Ayurveda, traditionelle chinesische Medizin, Quantenmedizin und Psychosomatik bis hin zu Schamanismus und Voodoo. Daraus ergibt sich eine unglaubliche Vielfalt von Alternativen für die Behandlung ein und derselben Krankheit!

Ein Arzt braucht sechs Jahre Medizinstudium, um sich in diesen komplexen Zusammenhängen auch nur ansatzweise zurechtzufinden. Und danach beginnen erst die eigentlichen Lehrjahre in Form einer Facharztausbildung. Dort lernt er unter Anleitung erfahrener Kollegen peu à peu, wie man das im Studium erworbene theoretische Wissen in der jeweiligen Fachdisziplin am Patienten anwenden kann. In dieser viele Jahre dauernden Ausbildung erwirbt er sich schließlich die Fähigkeit, in einer Kombination aus Wissen, Erfahrung und Intuition für den gegebenen Fall eine Lösung zu finden, die den medizinischen Erfordernissen und dem individuellen Patienten optimal gerecht wird. Aber selbst dem fleißigsten, engagiertesten und motiviertesten Arzt ist es beim besten Willen nicht möglich, das gesamte

Spektrum der Heilkunde von **A**yurveda bis **Z**ungenkrebs zu beherrschen.

Um sich in diesem komplexen Feld überhaupt einigermaßen zurechtfinden und die Spreu vom Weizen trennen zu können, braucht man:

- Wissen,
- Erfahrung und
- gesunden Menschenverstand.

All das lässt sich ganz sicher nicht in ein paar Stunden Internetrecherche erwerben. Es ist auch so, dass das Googeln oft zu einer großen Herausforderung für die Arzt-Patienten-Beziehung wird, die das gegenseitige Vertrauensverhältnis unter Umständen sehr belasten kann.

Denn wenn ein Patient angesichts eines so hochkomplexen Geschehens wie einer Krebserkrankung meint, er könne mit einem Krebsspezialisten auf der Basis seiner Internet-»Kenntnisse« auf Augenhöhe über das richtige Vorgehen diskutieren, dann kann es durchaus sein, dass der Arzt entsprechend genervt reagiert.

Wenn Sie also z. B. lesen, dass Sie bloß nicht das »Giftzeugs der korrupten und raffgierigen Ärzte« nehmen, sondern lieber die natürlich völlig unschädliche Therapie, Spritze, Pille oder Wundermaschine von XY anwenden sollten, die schon tausend zufriedene Patienten vom Krebs befreit hat, dann ist Ihnen hoffentlich klar, dass hier äußerste Skepsis geboten ist.

> Für jedes komplexe Problem gibt es eine einfache Lösung.
> Und die ist falsch!

Denn wenn es gelänge, ein Mittel zu finden, das Krebs sicher heilt, würde diese sensationelle Nachricht sich wie ein Lauffeuer um den Globus verbreiten. Das Wundermittel würde umgehend in die schulmedizinischen Therapiestandards übernommen.

Der Entdecker würde mit Sicherheit den Nobelpreis bekommen, und die gesamte Pharmaindustrie würde sich auf ihn stürzen, um die aus seiner Entdeckung resultierenden sicheren Milliardengewinne einfahren zu können.

Aber leider wird dieser Traum vom Wundermittel vermutlich niemals Wirklichkeit werden, da sich hinter dem Überbegriff »Krebs« derartig viele völlig unterschiedliche Krankheiten verbergen, dass es nahezu ausgeschlossen ist, das eine Wundermittel zu finden, das sie allesamt heilt.

Es gibt kein Wundermittel!

Als ich vor Jahren selbst mit meiner Krebsdiagnose konfrontiert war und mich von einem Moment auf den anderen von der Arztrolle in die Rolle des lebensgefährlich erkrankten Patienten geworfen sah, tat auch ich spontan genau das, wovon ich meinen Patienten immer abrate: Ich ging nach Hause und googelte erst mal meine Diagnose! Ergebnis: 2,4 Millionen Treffer in 1,7 Sekunden! Nachdem ich die ersten fünf davon überflogen hatte – und dies wohlgemerkt als erfahrener Arzt –, war ich innerhalb kürzester Zeit derart verunsichert, verwirrt und verängstigt, dass ich den Computer ausschaltete, weil ich gemerkt hatte: So wird das nichts!

Und ob Sie es glauben oder nicht: Ich habe danach nie wieder bezüglich meiner Diagnose ins Internet geschaut! Stattdessen habe ich, da eine große und sehr gefährliche Operation anstand, meinen Arzt gefragt, wer der für diese OP bekannteste Spezialist sei. Seiner Empfehlung folgend habe ich mich gemeinsam mit meiner Frau bei einem Professor vorgestellt und in ihm nicht nur einen hoch qualifizierten Operateur, sondern auch einen wunderbaren Menschen gefunden, dem ich mich mit einem wirklich guten Gefühl anvertrauen konnte, nachdem er uns alles erklärt und sämtliche Fragen sehr umfassend und befriedigend beantwortet hatte.

Bei einer Krebsdiagnose ist es besser, sich einen Arzt zu suchen, mit dem alle medizinischen Fragen vertrauensvoll und in Ruhe erörtert werden können, als sich im Internet zu informieren. Wenn Sie sich also informieren wollen, und das sollen Sie durchaus, gehen Sie am besten folgenden Weg:

1) Fragen Sie zunächst einmal den Arzt Ihres Vertrauens!
2) Wenn Ihnen das nicht reicht, dann holen Sie sich eine zweite Meinung bei einem weiteren Arzt ein, dem Sie vertrauen oder der Ihnen als hierfür kompetent und vertrauenswürdig empfohlen wurde.

   Wenn Sie dann immer noch unsicher sind, kontaktieren Sie eine Selbsthilfegruppe. Diese können Sie nun wiederum mithilfe des Internets finden. Es gibt sie zu praktisch jeder bekannten schwereren Erkrankung. Die meisten sind nicht nur durch hohe Kompetenz, sondern auch durch Vertrauenswürdigkeit gezeichnet, weil sie von Betroffenen betrieben werden, die sich in einem ständigen Erfahrungsaustausch befinden. Ein weiterer Vorteil ist, dass die meisten frei von der Einflussnahme durch die Pharmaindustrie sind. Sie können bei diesen Gruppen alle notwendigen Informationen aus zuverlässiger Quelle erhalten – sowohl in Form von schriftlichem Informationsmaterial als auch bei Bedarf in einer persönlichen Beratung.
3) Und wenn sich *dabei* eine Diskrepanz zur Meinung Ihres Arztes ergeben sollte, dann ist es durchaus angebracht, mit ihm darüber zu diskutieren.

Bitte verstehen Sie mich richtig: Aufgeklärte Patienten, die sich aktiv in die sie betreffenden Fragen über Diagnose und Therapie einbringen, sind für viele Ärzte keine Belastung, sondern eher eine Entlastung. Das heute propagierte Prinzip der »partizipativen Entscheidungsfindung«, nach welchem Arzt und Patient gemeinsam zur bestmöglichen Entscheidung kommen, ist ein gutes Vorgehen. Und wenn dies nicht nur ein hohler Reklameslogan, sondern gelebter Alltag werden soll, müssen die Ärzte begreifen, dass sie es mit anspruchsvollen und mündigen Patienten zu tun haben. Und sie müssen lernen zu diskutieren, sich hinterfragen zu lassen und gegebenenfalls auch Wissenslücken einzuräumen. Sie sollten sich mit Zweitmeinungen auseinandersetzen, auch wenn diese kontrovers sind.

All dies mag im Einzelfall herausfordernd, zeitraubend und unbequem sein, entspricht aber dem völlig berechtigten Bedürfnis selbstbestimmter Patienten. Und wenn man dann zu einem Konsens, zur gemeinsam getroffenen Entscheidung kommt, ist das ja auch für den Arzt enorm entlastend.

Zusammenfassung

- Der menschliche Organismus und eine Krebserkrankung sind zu komplex, als dass man eben mal auf die Schnelle verstehen könnte, wie sie funktionieren.
- Die ungezielte Internetrecherche von Diagnosen und Therapien durch medizinische Laien kann zu großer Verwirrung sowie Ängsten führen und die Arzt-Patienten-Beziehung sehr belasten.
- Für medizinische Themen gibt es bessere Informationsquellen als Google, zum Beispiel Internetauftritte von Selbsthilfegruppen.
- Ich habe bewusst – auch aus Platzgründen – auf ein Glossar am Ende des Buchs verzichtet. Wenn Sie einzelne Fachbegriffe nachschlagen möchten, empfehle ich Ihnen das im Anhang aufgeführte Lexikon auf der Internetseite der Deutschen Krebshilfe.
- Das vertrauensvolle Gespräch mit einem guten Arzt ist durch nichts zu ersetzen.

6 Schul- oder Alternativmedizin?

So ziemlich jedem Krebspatienten ist klar, was ihm womöglich blüht: Operation, Bestrahlung und Chemotherapie. Diese Begriffe lassen den meisten das Blut in den Adern gefrieren, werden sie doch in der Regel assoziiert mit möglichen schlimmen Folgen wie Verlust von Organen bzw. Organfunktionen, Entstellung, Übelkeit, Erbrechen, Haarausfall, Gewichtsverlust, Impotenz, Verbrennungen an Haut und Schleimhäuten u. v. a. m.

Angesichts dieses Horrorszenarios fragen sich viele: Soll ich wirklich all das »Giftzeugs« nehmen? Macht mich die Schulmedizin nicht noch kränker, als ich ohnehin schon bin? (Ganz abgesehen davon, dass viele Krebspatienten sich zum Zeitpunkt der Diagnosestellung ja überhaupt nicht krank fühlen.) Gibt es denn keine Alternativen aus dem Bereich der sanften Medizin, durch die ich mir die aggressiven schulmedizinischen Methoden ersparen kann?

In diesem Kapitel möchte ich Ihnen eine Übersicht über verschiedene Therapieansätze geben, damit Sie sich einen Eindruck von dem gesamten Therapieangebot verschaffen und schließlich gut informiert und aus voller Überzeugung entscheiden können, welcher Ansatz zu welchem Zeitpunkt der für Sie richtige ist.

Verwirrende Vielfalt an therapeutischen Angeboten

Bei den unzähligen Angeboten unter dem Überbegriff »Medizin« ist schnell festzustellen, dass es eine verwirrende Vielfalt therapeutischer Optionen zu geben scheint: Schulmedizin, Naturheilverfahren, Ernährungsmedizin und Nahrungsergänzung, Enzymtherapie, Immuntherapie, Misteltherapie, Homöopathie,

Ayurveda, traditionelle chinesische Medizin, Schüßler-Salze, Orthomolekulare Medizin, Bioresonanztherapie, Hyperthermie, Thymustherapie, Ozontherapie, anthroposophische Medizin u. v. a. m. Ein Heer von Ärzten, Heilpraktikern, Heilern und Schamanen, von denen jeder für sich in Anspruch nimmt, alleiniger Besitzer der selig- bzw. gesund machenden Wahrheit zu sein.

Ganzheitliche Medizin

Seitdem ich mich mit Medizin beschäftige, und das sind mittlerweile über 40 Jahre, suche ich nach einem Weg, Struktur in die große Vielfalt medizinischer Angebote zu bringen und einzusortieren, welche Methoden in welchen Bereich der Heilkunde gehören.

Im Laufe der Jahre habe ich hierzu ein Modell ganzheitlicher Medizin entwickelt, welches sich in Form eines Schaubilds darstellen lässt:

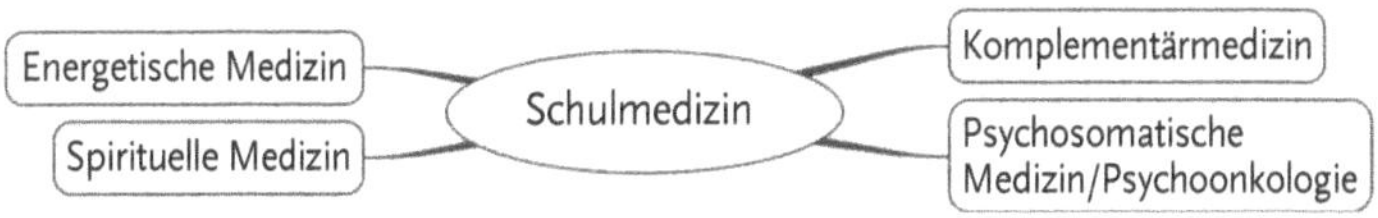

Schulmedizin

Im Zentrum ganzheitlicher Medizin sehe ich die naturwissenschaftlich orientierte Medizin, die große Ressourcen hat, aber auch einige Lücken. Für die Schulmedizin spricht, dass sie sich nur solcher Methoden bedient, deren Wirksamkeit vielfach und sorgfältig überprüft wurde. Der Nachteil ist, dass sie sich durch diesen wissenschaftlichen Ansatz auf die materiellen Aspekte des menschlichen Organismus beschränken muss. Das menschliche Leben besteht aber auch aus immateriellen Aspekten wie Geist, Energie, Spiritualität und Schicksal. All dies ist mit dem wissenschaftlichen Ansatz der Schulmedizin nicht fassbar. Dadurch wirkt sie oft unpersönlich und mitunter aggressiv.

Die Schulmedizin hat ihre Stärken eindeutig bei akuten, schweren Erkrankungen und Unfällen, wohingegen sie bei den häufigen harmlosen Alltagserkrankungen und oft auch bei chronischen Zuständen sowie psychischen Leiden eher Schwächen aufweist.

Aus diesem Grund ist es sinnvoll, dass es um dieses Zentrum herum einige Verzweigungen gibt, die die Schulmedizin zu einem vollständigeren und eben ganzheitlicheren Baum der Heilkunst ergänzen.

Komplementärmedizin

Ein großer Ast besteht in der **Komplementärmedizin**, worunter ich die unterschiedlichen **Naturheilverfahren**, die **biologische Medizin** und die **Erfahrungsmedizin** verstehe. Auch wenn diese nicht unbedingt einem wissenschaftlichen Anspruch genügen, haben sie aber aufgrund von teilweise jahrhundertelanger Erfahrung durchaus ihre Berechtigung. Der große Vorteil dieser Verfahren liegt darin, dass sie oft mit nur wenigen Nebenwirkungen behaftet sind und den Patienten das Gefühl geben, eine »sanfte« Medizin zu erhalten, die ihren Bedürfnissen entgegenkommt und ihnen guttut.

Bei der Vielfalt der möglichen Methoden würde die detaillierte Beschreibung einzelner Verfahren den Rahmen dieses Ratgebers bei Weitem sprengen. Ich muss mich daher darauf beschränken, Ihnen ein paar grundsätzliche Hinweise zu geben.

Wichtige Themen, um die man sich kümmern sollte, sind:

- Linderung von Nebenwirkungen mit naturheilkundlichen Methoden
- Ernährung
- körperliche Bewegung

- Nahrungsergänzung
- Stärkung des Immunsystems
- psychische Verfassung des Patienten

Am Ende dieses Buchs gebe ich einige Literaturempfehlungen und seriöse Internetadressen, wo Sie sich zu den genannten Themen näher informieren können. Es gibt z. B. den Zentralverband der Ärzte für Naturheilverfahren und Regulationsmedizin e. V. (www.zaen.org) oder die Gesellschaft für biologische Krebsabwehr (www.biokrebs.de). Falls Sie sich lieber an einen Heilpraktiker wenden wollen, schauen Sie sich einmal beim Dachverband Deutscher Heilpraktikerverbände DDH um (www.ddh-online.de).

Psychosomatische Medizin und Psychoonkologie

Ein weiterer wichtiger Zweig meines Modells besteht in der **psychosomatischen Medizin**, die den Menschen nicht mechanistisch nur von seinen Organen her sieht, sondern auch das Leben dieses Menschen und seine Biografie berücksichtigt und überlegt, in welchem Lebenskontext ein Symptom auftritt. In diese Ebene gehört auch die **Psychoonkologie,** die versucht, Krebspatienten mit psychotherapeutischen Methoden zu helfen, wie sie mit ihrer Erkrankung umgehen können und wieder in ein normales Leben zurückfinden. Für viele Patienten gibt es eine Hemmschwelle, zum Psychoonkologen zu gehen. Häufig liegt das Missverständnis vor, man müsste dort nur hingehen, wenn man eine psychische Störung hat. Es geht aber vielmehr darum, die enorme psychische Belastung, die jede Krebserkrankung für die betroffenen und ihre Angehörigen unweigerlich mit sich bringt, besser zu verarbeiten und einem psychischen Tief vorzubeugen bzw. dieses aufzufangen. Im Grunde genommen sollte man jedem Krebspatienten raten, zumindest mal ein unverbindliches Erstgespräch mit einem Psychoonkologen zu vereinbaren, um sich beraten zu lassen, was für Hilfestellungen sich hier eröffnen.

Auch zur Psychosomatischen Medizin und Psychoonkologie finden Sie seriöse Internetadressen im Serviceteil unter »Psychoonkologie«.

Energetische Medizin

Als weiteren Ast sehe ich die **energetische Medizin**. Hier geht es um energetische Aspekte von Leben, Gesundheit und Heilung. In diesen Bereich fällt z. B. die **Homöopathie**, bei der ja mit Substanzen gearbeitet wird, die derartig verdünnt sind, dass sie materiell gar nicht mehr nachweisbar sind und nur noch auf der energetischen Ebene wirken. Oder die **Akupunktur**, die sich an die Energiebahnen des Menschen, die Meridiane und seine Lebensenergie, das »Chi«, richtet.

Auch die **Bioresonanztherapie** gehört für mich in diese Ebene, ebenso die »Psychochirurgie«, bei der Wunderheiler Patienten mit bloßen Händen »operieren«. Man trifft sie vorwiegend auf den Philippinen. Auch wenn dies nach billigen Taschenspielertricks ausschaut (und oft auch ist), so darf man es eben nicht nur auf der materialistischen Ebene verstehen. Es geht vielmehr um Rituale, die bei den Behandelten Selbstheilungskräfte aktivieren und dadurch manchmal wirklich Wunder bewirken.

Informationen über diese Ebene bekommen Sie auch beim Zentralverband der Ärzte für Naturheilverfahren und Regulationsmedizin e. V. (www.zaen.org) und bei der Gesellschaft für biologische Krebsabwehr (www.biokrebs.de).

Spiritualität

Ein weiterer Zweig ist für mich die Spiritualität, bei der es darum geht, die menschliche Existenz in einem Kontext zu betrachten, der über die Grenzen dieses Körpers und Lebens hinaus reicht.

Hier geht es also nicht mehr um den Körper, sondern sozusagen um die Seele. In diese Ebene gehören **Glaube**, **Religion**, **Seelsorge**, **geistiges Heilen** und **Schamanismus**.

Informationen über diese Ebene bekommen Sie beispielsweise beim Dachverband Geistiges Heilen (www.dgh-ev.de) oder beim Benediktushof, einem der renommiertesten Zentren für Spiritualität im deutschsprachigen Raum (www.benediktushof-holzkirchen.de).

Dieses Modell der ganzheitlichen Medizin ist nicht wertend zu verstehen – etwa so, als wäre eine Methode bzw. ein Zweig besser als die anderen. Es soll vielmehr verdeutlichen, unter welchen verschiedenen Aspekten man Heilkunde betrachten und betreiben kann. Wenn man die Medizin ganzheitlich betreibt, rücken alle genannten Äste in den Blick, und man schaut, welches Angebot den Bedürfnissen eines Patienten unter den individuellen Gegebenheiten am besten gerecht wird.

Und so sollte auch jeder Patient und jede Patientin sich fragen, von welcher Ebene er bzw. sie sich am ehesten angezogen fühlt und sich Hilfe und Heilung verspricht.

Einen wunderbaren Überblick über die riesige Anzahl der komplementärmedizinischen Methoden finden Sie in dem Buch *Noch eine Runde auf dem Karussell* des renommierten italienischen Journalisten Tiziano Terzani, der im Anschluss an die schulmedizinische Therapie seiner Krebserkrankung auf der Suche nach ganzheitlicher Heilung die ganze Welt bereiste, um die verschiedenen Heilertraditionen in Anspruch zu nehmen. In seinem Tatsachenroman schildert er auf ebenso unterhaltsame wie informative Art und Weise nahezu das gesamte Spektrum der Alternativmedizin.

> Heilung ist möglich, wenn man – statt Krankheiten – Menschen behandelt!

Bei aller Vielfalt der Therapieangebote sollte eines aber klar sein:

> Bei einer Krebserkrankung gibt es keine Alternative zur Schulmedizin!

Das mag auf den ersten Blick sehr apodiktisch und radikal klingen – als gäbe es nur *eine* Wahrheit. Aber ich will Ihnen erklären, warum ich das so vehement in den Raum stelle. Eine frisch diagnostizierte Krebserkrankung ist ohne jeden Zweifel ein akutes, gefährliches, aggressives und potenziell lebensbedrohliches Geschehen. Und getreu dem Motto »*Auf einen groben Klotz gehört ein grober Keil*« kann man einen derart aggressiven Gegner nur mit aggressiven Methoden zur Strecke bringen. Und dies sage ich als ein Arzt, der sanfte Methoden und Naturheilverfahren mit großer Sympathie und oft anwendet – aber eben nicht in der Primärtherapie einer schweren, lebensbedrohlichen Erkrankung.

Machen Sie es also besser nicht wie Steve Jobs, dem Gründer von Apple und Erfinder des iPhones, der sich anlässlich seiner Krebserkrankung entgegen dem Rat seiner Familie und Freunde gegen die schulmedizinische Therapie entschied. Stattdessen versuchte er es mit alternativen Heilmethoden, Fruchtsäften und Akupunktur, da er der technischen Medizin misstraute. Seine Skepsis war ein Fehler.

Das war Jobs' letzte Botschaft an die Welt. Als er sich schließlich doch noch für die OP entschieden habe, sei es zu spät gewesen, und die Schulmedizin konnte ihn nicht mehr retten. Er hätte sich viel früher operieren lassen sollen, räumte er ein. Nehmen Sie sich lieber Menschen wie den US-Schauspieler Michael Douglas, die Sängerin Anastacia, die Tennis-Queen Martina Navrátilová oder die Moderatorin Sylvie van der Vaart zum Vorbild, die sich mit ihrer Krebserkrankung allesamt kompromisslos einer schulmedizinischen Therapie unterzogen und heute als geheilt gelten.

Folgende Hinweise liegen mir in diesem Zusammenhang noch sehr am Herzen:

Bei aller »Aggressivität« der Schulmedizin handelt es sich dabei um Methoden von wissenschaftlich erwiesener Wirksamkeit, die von Fachärzten angewandt werden, welche über eine jahrelange akademische und klinische Ausbildung und Erfahrung verfügen. Daneben gibt es kein einziges logisch-schlüssiges Medizinsystem, das im Schatten der Schulmedizin eine ernst zu nehmende Alternative böte. Es gibt aber unzählige Methoden, die auf Einzelerfahrungen beruhen oder keinem rationalen Modell folgen. Der wesentliche Unterschied zwischen Schulmedizin und »Alternativmedizin« besteht also darin, dass erstere erwiesenermaßen wirksam ist, die andere bleibt diesen Nachweis hingegen schuldig.

Bedenken Sie bitte auch, dass Heilpraktiker, »Heiler« und »Schamanen« über keine mit der Schulmedizin auch nur annähernd vergleichbare Ausbildung verfügen, und prüfen Sie deshalb gegebenenfalls sehr genau, wem Sie sich und Ihr Leben anvertrauen. Gewiss nicht alle, aber eine gehörige Anzahl davon sind nämlich nichts anderes als Wichtigtuer, Pseudomediziner, Möchtegerne, Blender, Abzocker und Scharlatane, die erkannt haben, wie leicht man sich an der Hoffnung verzweifelter Menschen bereichern kann. Wenn Sie also das völlig verständliche und berechtigte Bedürfnis nach »sanfter« Medizin haben, würde ich empfehlen, dass Sie sich besser an einen Arzt für Naturheilverfahren wenden.

> Es gibt viel über die aggressiven Therapien und schlimmen Nebenwirkungen der Schulmedizin zu lesen, aber nur wenig über die tödliche Aggressivität inadäquat behandelter Krebserkrankungen!

Die Feuerwehr-Metapher

Im Gespräch mit meinen Patienten vergleiche ich eine Krebsdiagnose gerne mit einem Brand: Stellen Sie sich vor, Ihr Haus steht in Flammen. Was tun Sie? Sie rufen die Feuerwehr. Die Feuerwehr kommt mit all ihrem Equipment und löscht den Brand – mit großer Kompetenz, Kompromisslosigkeit und Effektivität. Und wenn der Brand gelöscht ist, teilen die Feuerwehrleute Ihnen mit, dass sie ihren Job erfolgreich zu Ende gebracht haben, und rücken wieder ab.

Sie als Bewohner sehen nun ihr (ehemals) schönes Haus: voller Ruß und Löschwasser, mit geborstenen Scheiben und einem offenen Dachstuhl – oh Gott!

Und dann machen Sie sich daran, das Haus Schritt für Schritt wieder zu dem zu machen, was es ehemals war: ihr schönes, behagliches, wohnliches Zuhause. Sie rufen den Dachdecker, reißen den kaputten Teppichboden raus, holen den Maler, kaufen neue Möbel und Vorhänge. Kein vernünftiger Mensch käme jedoch auf die Idee, zu sagen:

> *»Die Feuerwehr ist mir zu aggressiv, die machen nur alles kaputt. Ich rufe lieber gleich den Raumausstatter, vielleicht geht das Feuer auch aus, wenn wir nicht gleich so radikal vorgehen!«*

Ebenso würde wohl kaum jemand sagen:

> *»Okay, wir versuchen es erst mal mit dem Gartenschlauch. Mit den aggressiven chemischen Löschmitteln der modernen Brandbekämpfung können wir es dann immer noch später versuchen, falls das Feuer mit den sanften Methoden nicht ausgehen sollte.«*

Genauso verhält es sich mit der Schulmedizin: Je nach der Situation im gegebenen Fall werden die Krebsspezialisten dem Patienten eine bestimmte Therapie oder eben auch eine Kombination verschiedener Behandlungsmethoden empfehlen, mit der die Erkrankung wirksam zu bekämpfen ist. Das mag eine Operation, Strahlentherapie oder Chemotherapie sein – oder eine Kombination aus diesen, eventuell ergänzt durch andere Methoden wie z. B. eine Antikörpertherapie oder Hormonrezeptorblockade.

Auch wenn mir klar ist, dass diese Vorschläge möglicherweise ziemlich radikal und beängstigend klingen und sich manch einer fragen mag, ob das wirklich alles sein muss, so möchte ich Sie doch auf Folgendes hinweisen:

> Zu keinem späteren Zeitpunkt haben Sie eine so große Chance, den Krebs zu besiegen, wie genau jetzt in dieser Phase!

Denn wenn man den Tumor nicht jetzt sofort mit allen verfügbaren sinnvollen Mitteln kompromisslos bekämpft, steigt das Risiko, dass bösartige Zellen übrig bleiben, die sich in der Folge vermehren und zu Rückfällen und/oder Metastasen (Tochtergeschwülsten) führen, wodurch sich die Heilungschancen verschlechtern. Das bedeutet: Wenn man auf (manche) der von den Onkologen (Krebsspezialisten) vorgeschlagenen Therapien, z. B. auf die Chemotherapie, verzichtet, weil man dem Körper die Belastung durch zu aggressive Therapien ersparen möchte, verspielt man möglicherweise die Chance, dauerhaft geheilt zu werden.

Wir alle geraten im Leben gelegentlich in Situationen, in denen wir kurzfristige Mühen und Schmerzen in Kauf nehmen müssen, um einen langfristigen Nutzen zu generieren. Aber leider machen viele von uns den Fehler, dass sie etwas tun (oder lassen), um dem kurzfristigen Schmerz zu entgehen, und dafür langfristige Schäden in Kauf nehmen.

> Also: Augen zu – und durch!
>
> Wenn die Onkologen eine Operation empfehlen, dann lassen Sie sich operieren!
>
> Wenn die Onkologen eine Strahlentherapie empfehlen, dann lassen Sie sich bestrahlen!
>
> Wenn die Onkologen eine Chemotherapie empfehlen, dann nehmen Sie es auf sich, auch wenn es schwerfällt!

Es ergibt doch keinen Sinn zu sagen: »*Ich erspare mir die Chemotherapie*« (die Ihnen zum gegenwärtigen Zeitpunkt eine hohe Wahrscheinlichkeit bietet, den Krebs wirksam zu bekämpfen), »*… die kann ich dann immer noch machen, falls es zu Rezidiven oder Metastasen kommt*« (wobei die Wahrscheinlichkeit, dass diese Sie dann noch retten kann, viel geringer ist). Trotzdem hat man noch ausreichend Zeit, in aller Ruhe nach dem bestmöglichen Krankenhaus, Operateur oder Onkologen zu suchen.

> Entscheiden Sie mit Bedacht. Begeben Sie sich nicht kopflos zum Nächstbesten, der vorgibt, diese Erkrankung behandeln zu können!

Darüber hinaus kann es ausgesprochen sinnvoll und ratsam sein, dass Sie sich *ergänzend* zur schulmedizinischen Therapie je nach Bedürfnislage des gesamten Spektrums der hier dargestellten Angebote bedienen und *zusätzlich* zur Schulmedizin noch Methoden anwenden, die Körper, Geist und Seele wieder ins Lot bringen!

Aus diesem Grund spreche ich auch lieber von »Komplementärmedizin« (die das Therapieangebot also ergänzt) statt von »Alternativmedizin« (als ginge es um ein Entweder-oder).

Ausnahmen von der Regel

Für meine grundsätzliche Empfehlung, dem Rat der Schulmediziner zu folgen, gibt es natürlich auch ein paar wenige Ausnahmen. In folgenden Konstellationen würde ich sehr sorgfältig überlegen, ob ich der Empfehlung der Onkologen zu einer radikalen Therapie folgen soll:

- eine sehr früh entdeckte Krebserkrankung von niedriger Bösartigkeit im Anfangsstadium
- eine Krebserkrankung bei einem sehr alten Menschen oder beim Vorliegen anderer sehr schwerer Erkrankungen
- eine sehr fortgeschrittene Krebserkrankung mit geringer Heilungschance
- bei nicht eindeutig gesicherter Diagnose

In diesen Fällen könnte es nämlich sein, dass die Therapie wirklich schlimmer ist als die Erkrankung und man durchaus erwägen darf zuzuwarten, wie die Dinge sich entwickeln, beziehungsweise ganz bewusst auf aggressive Therapien zu verzichten, um die verbleibende möglicherweise geringe Lebensspanne nicht mit schlimmen Nebenwirkungen zu belasten.

Das kann man jedoch als Laie nur in den seltensten Fällen entscheiden, und so hoffe ich, dass die Betroffenen einen guten (Haus-)Arzt haben, der ihnen mit einer Mischung aus medizinischer Expertise, Erfahrung und gesundem Menschenverstand in solch schwierigen Entscheidungen zur Seite steht.

Ebenfalls skeptisch gegenüber einer aggressiven schulmedizinischen Krebstherapie wäre ich bei Patienten, bei denen es nicht gelingt, sie von der Notwendigkeit der Therapie zu überzeugen und ihre Ängste davor zu lindern. Ich hätte als behandelnder Arzt große Bedenken, ob eine Therapie zu helfen vermag, die ein Patient aus tiefstem Herzen ablehnt. In einem solchen Fall würde ich zunächst alles daran setzen, den Patienten von der Notwendigkeit der Therapie zu überzeugen.

Es hat aber auch Fälle gegeben, wo ich mich nach ausführlichen Gesprächen dem Wunsch des Patienten gebeugt habe, aggressive Therapien zu unterlassen, und ihn auf einem alternativen Weg begleitet habe. In anders gelagerten Situationen konnte ich diese Toleranz nicht aufbringen, weil ich es nicht verantworten konnte, die Patienten sehenden Auges in ihr Unheil rennen zu lassen. In solchen, gottlob raren Fällen habe ich den Patienten dann gesagt, ich würde ihren Wunsch respektieren, sähe mich aber nicht in der Lage, sie auf diesem Weg zu begleiten. Das mag hart klingen, aber auch ein Arzt hat ein Recht auf sein Weltbild und seine Überzeugungen und muss sich nicht selbst verleugnen. Deshalb finde ich es legitim, dazu zu stehen und zu sagen: *»Bis hierher bin ich bereit mitzumachen, aber nicht weiter.«* Außerdem ist es in solch einem Fall auch fairer, dass man dem Patienten die Chance gibt, einen Therapeuten zu suchen, der besser zu ihm und seinen Bedürfnissen passt, als wenn ich ihn ambivalent und halbherzig weiter betreue.

Zweitmeinung einholen

Ein guter Rat für unsichere, zweifelnde Patienten besteht sicher auch darin, dass sie sich eine Zweitmeinung einholen sollen. Dazu kann man sich an andere Krebsspezialisten wenden oder auch an Selbsthilfegruppen, die es bundesweit zu jeder Krebsart gibt. In solchen Gruppen bekommt man Rat aus erster Hand von Menschen, die die jeweilige Krebserkrankung selbst durchgemacht haben und darüber hinaus sicher nicht im Verdacht stehen, die wirtschaftlichen Interessen von irgendwelchen Gruppen zu vertreten, die an der Krankheit gut verdienen wollen.

Informationen zu Selbsthilfegruppen bekommen Sie bei Ihrem Hausarzt oder auch im Internet (siehe im Serviceteil am Ende des Buchs).

Zusammenfassung

Das Kapitel verdeutlicht, wie breit das Spektrum der Heilkunde ist, das von wissenschaftlicher Medizin bis Schamanismus reicht. Ich habe klar gemacht, warum ich statt von »Alternativmedizin« lieber von »Komplementärmedizin« spreche.

Bei schweren Erkrankungen wie Krebs gibt es zunächst einmal keine Alternative zur Schulmedizin, aber durchaus viele sinnvolle Ergänzungen. Um vom Krebs wirklich geheilt zu werden, braucht es sicher mehr als die Schulmedizin – aber ohne sie wird es kaum gehen.

7 Kommunikation mit Ärzten

Im Kontakt mit Ärzten werden Sie die unterschiedlichsten Erfahrungen machen. Generell kann man davon ausgehen, dass die allermeisten Ärzte diesen Beruf gewählt haben, weil sie Menschen helfen und heilen wollen. Sie dürfen also damit rechnen, Ärzten zu begegnen, die Ihnen wohlgesinnt und hilfsbereit sind. Auf der anderen Seite müssen Sie aber auch wissen, dass die überwiegende Mehrheit der Ärzte hierzulande zwar medizinisch gut ausgebildet sind, viele davon aber leider zu wenig Ahnung von Kommunikation haben. Daher sind sie sich oft nicht bewusst, welch gewaltige Bedeutung *jedes* ihrer Worte auf die Patienten haben kann, insbesondere auf schwer kranke, die in ihrer Not und Ratlosigkeit den Ärzten oft buchstäblich an den Lippen hängen und jedes Wort für die reine, gottgegebene Wahrheit halten.

Erst in jüngster Zeit lernen angehende Ärzte im Verlauf ihrer Ausbildung, professionell zu kommunizieren und ein Bewusstsein dafür zu entwickeln, dass die Worte, die sie wählen, sehr förderlich für die Psyche des Patienten sein können – oder eben auch desaströs!

Und so werden Sie Ärzte treffen, die von großer Menschenliebe, Einfühlungsvermögen, Takt- und Mitgefühl geprägt sind oder auch einfach »ein Händchen« dafür haben, mit Patienten so zu reden, dass Vertrauen, Zuversicht und Hoffnung entstehen. Ich fürchte aber auch, dass es Ihnen wahrscheinlich nicht erspart bleibt, Ärzten zu begegnen, die sich benehmen wie die Axt im Walde und ziemlich gefühl- und rücksichtslos daherreden, ohne das geringste Gespür dafür zu haben, was sie mit ihren Worten anrichten.

Da ich mich mit dem Thema »Arzt-Patienten-Kommunikation« seit vielen Jahren intensiv beschäftige, habe ich hierzu

2014 einen Ratgeber für Patienten veröffentlicht, wie sie am besten mit ihren Ärzten kommunizieren: *Wie sag ich's meinem Doc? Machen Sie das Beste aus Ihrem Arztbesuch*. In diesem Buch finden Sie alles, was Sie wissen sollten, um Ihre Arztkontakte positiv und konstruktiv zu gestalten, und auch, wie Sie sich davor schützen können, von Ärzten auf schädliche Weise »hypnotisiert« zu werden. Ich möchte mich deshalb hier darauf beschränken, Ihnen nur ein paar kurze Tipps zu geben.

Tipps für das Arztgespräch

Lassen Sie zunächst einmal Vorsicht walten, wenn Sie zum ersten Mal einem Arzt begegnen, den Sie noch nicht kennen. Achten Sie darauf, wie er/sie mit Ihnen umgeht und ob das bei Ihnen ein gutes Gefühl auslöst. Falls Sie sich mit einem Arzt oder einer Ärztin nicht wohlfühlen, schützen Sie sich, indem Sie denjenigen nicht so nahe an sich heranlassen, dass er Sie mit seinen Worten verletzen kann. Damit meine ich: Bleiben Sie skeptisch gegenüber dem, was er Ihnen sagt. Ein Arzt, der Ihnen grob, gefühlsarm und rücksichtslos erscheint, ist kein guter Arzt (für Sie). Dann ist meist auch das, was er sagt, keine gute Medizin für Sie. Wenn Sie sich bei so jemandem absolut unwohl fühlen, rate ich Ihnen, einen anderen Arzt zu suchen, der besser auf Ihre Befindlichkeit und Bedürfnisse eingeht. Ich selbst habe im Verlauf meiner Krebserkrankung hochrangige Chefärzte erlebt, die nicht nur medizinisch top waren, sondern auch voller menschlicher Güte und Wärme. Mir sind aber auch andere begegnet, die so unmenschlich waren, dass mir angst und bange wurde.

Seien Sie sich dessen bewusst, dass ein Arzt Ihnen lediglich *seine* Sicht der Dinge sagt, die aber auf einer guten Ausbildung, seiner Berufserfahrung und dem ärztlichen Ethos beruht. Wenn eine Ärztin Ihnen beispielsweise sagt, Sie seien ein hoffnungsloser und unheilbarer Fall, bedeutet das zunächst einmal nichts anderes, als dass das Denkmodell und Wissen dieser Ärztin nichts bereithält, was Heilung verspricht. Es muss aber nicht bedeuten, dass Sie wirklich ein hoffnungsloser Fall sind! Mit anderen Worten:

> Wenn ein Arzt Ihnen Angst macht und keine Hoffnung lässt, dann sagt das viel über den Arzt aus, aber nichts über Sie!

Das gilt für alle Ärzte und nicht nur die unsympathischen!

Wenn ein wichtiges Gespräch mit einem Arzt ansteht, z. B. über Diagnose, Therapie, Prognose etc., dann nehmen Sie möglichst eine Person Ihres Vertrauens mit. Besprechen Sie schon vorher mit demjenigen, was Sie am meisten beschäftigt und was Sie in dem Gespräch gerne ansprechen und erfahren wollen. Vereinbaren Sie für ein solches Gespräch mit dem Arzt schon im Vorfeld, dass bei dem Termin genügend Zeit zur Verfügung steht, damit der Arzt Sie ausreichend über Ihre Erkrankung informieren kann.

Bereiten Sie sich auf das Gespräch vor, indem Sie die Fragen, die Sie stellen wollen, schon vorher schriftlich notieren. Bitte haben Sie keine Scheu: Alles, was Sie interessiert, ist wichtig, und Sie haben ein Recht darauf, es zu fragen. Nehmen Sie die Liste mit zu dem Gespräch.

Bestehen Sie darauf, dass das Gespräch nicht irgendwo im Gang zwischen Tür und Angel, sondern in einem geschützten Raum stattfinden kann, wo Sie in Ruhe und ungestört mit dem Arzt oder der Ärztin reden können. Schalten Sie zu dem Gespräch Ihr Handy ab (oder auf Flugmodus). Sie dürfen ruhig auch den Arzt fragen, ob er für die Dauer des Gesprächs sein Telefon bzw. Funkpieper abschalten oder abgeben kann.

Bitten Sie die Person, die Sie begleitet, die wesentlichen Aussagen, die in dem Gespräch getroffen werden, schon während des Gesprächs zumindest stichwortartig schriftlich festzuhalten. Die Erfahrung zeigt, dass man sich nachher an vieles, was gesagt wurde, nicht mehr richtig erinnert. Sie können den Arzt auch fragen, ob es ihm etwas ausmachen würde, wenn Sie das Gespräch auf Ihrem Smartphone mitschneiden. Manche Ärzte mögen das aber aus nachvollziehbaren Gründen nicht, was man auf jeden Fall respektieren sollte. Ich würde ein solches Ansinnen eigentlich auch nur einem Arzt gegenüber äußern, den ich schon kenne und zu dem ich ein Vertrauensverhältnis habe. Wenn ich dagegen zu einem ersten Termin allzu offensiv mit Begleitung, Schreibblock und Aufnahmegerät erscheine, als hätte ich die »Presse« im Schlepptau, ist das für die Vertrauensbildung und die Offenheit des Arztes unter Umständen nicht besonders förderlich. Aber wie immer ist auch in diesem Punkt alles eine Frage der Kommunikation: Mit einer geschickt gewählten Äußerung ist es durchaus denkbar, dass Ihr behandelnder Arzt nichts gegen einen Mitschnitt einzuwenden hat. Sie könnten z. B. sagen:

> *»Frau Doktor, dieses Gespräch ist für mich sehr wichtig. Ich bin durch den Schock der Diagnose total durcheinander und kann im Moment gar nicht klar denken. Ich habe Angst, dass ich die Hälfte der Fragen, die ich habe, vergesse zu stellen, und dass ich mich nach unserem Gespräch an vieles von dem, was gesagt wurde, nicht mehr erinnern kann. Ich habe deshalb jemanden mitgebracht, der für mich gerne ein paar Stichpunkte notieren würde. Und ich wollte auch fragen, ob ich das Gespräch vielleicht mit meinem Handy aufnehmen könnte – nur für mich selbst, damit ich mir das Besprochene hinterher noch mal in Ruhe anhören kann, nicht etwa, um Sie zu kontrollieren.«*

Sagen Sie dem Arzt zu Beginn des Gesprächs in kurzen Worten, wie Sie die Sache sehen, was Sie darüber wissen, denken und vermuten, damit er weiß, wo Sie gerade stehen. Reden Sie auch unbedingt über Ihre Ängste, Befürchtungen und Hoffnungen, damit die Ärztin oder der Arzt auch darüber informiert ist und darauf eingehen kann.

Haken Sie nach, falls Sie etwas nicht verstanden haben.

Es gibt keine dummen Fragen, allenfalls dumme Antworten!

Es ist Ihr gutes Recht, dass alles geklärt wird, was für Sie bedeutsam ist. Auch die beste und gutwilligste Ärztin kann sich einmal so ausdrücken, dass ein Laie sie nicht versteht. Geben Sie keine Ruhe, bis Sie wirklich alles verstanden haben, was Ihnen wichtig ist.

Bitte Sie den Arzt auch darum, Ihnen zu sagen, wie hoch die statistische Wahrscheinlichkeit ist, dass Sie von einer vorgeschlagenen Therapie auch wirklich profitieren werden – und zwar in absoluten Zahlen, nicht in Prozenten! Letztere können nämlich sehr trügerisch sein. Beispiel: Bei einer schweren Krebserkrankung im Endstadium mögen von 100 Betroffenen z. B. nur 2 die nächsten 5 Jahre überleben. Eine neue Chemotherapie ergibt, dass damit 4 von 100 diese Zeitspanne überleben. In absoluten Zahlen, also 4 statt 2 von 100, ist das kein überzeugendes Ergebnis, was mich dazu bewegen könnte, diese Prozedur über mich ergehen zu lassen. Prozentual ausgedrückt, könnte man aber mit einer 100%igen Verbesserung der Heilungschance protzen, denn 4 Überlebende sind 100 % mehr als 2. Diesem Marketingtrick der Pharmaindustrie gehen auch viele Ärzte auf den Leim, deshalb sind hier Vorsicht und genaues Nachhaken angesagt. Mehr dazu erfahren Sie in dem interessanten und äußerst verständlichen Buch *Risiko – Wie man die richtigen Entscheidungen trifft* von Gerd Gigerenzer, dem Direktor des Harding-Zentrums für Risikokompetenz am Max-Planck-Institut für Bildungsforschung in Berlin.

Das Aufklärungsgespräch

Ein besonders heikles Kapitel sind die Aufklärungsgespräche, welche Ärzte vor jeder geplanten Therapie mit dem Patienten führen müssen. Ärzte sind aus juristischen Gründen dazu verpflichtet, alle potenziellen Risiken, Nebenwirkungen und Komplikationen zu nennen, die bei der entsprechenden Maßnahme auftreten können, und seien sie auch noch so selten. Das *kann* auf viele Patienten eine höchst beängstigende und verunsichernde Wirkung haben. Stellen Sie sich vor, Sie würden in ein Verkehrsflugzeug steigen und plötzlich eine Durchsage des Piloten hören, der den Passagieren in allen Details erklärt, was beim Fliegen alles schiefgehen kann, und sie über alle denkbaren Absturzursachen aufklärt. Danach muss dann noch jeder Passagier unterschreiben, dass er den Flug in vollem Bewusstsein all dieser »Risiken und Nebenwirkungen« antritt, sonst darf der Pilot nicht abfliegen. Mit welchem Gefühl würden Sie den Flug wohl antreten? Gähnende Leere auf Mallorca!

Hinzu kommt Folgendes: Sie haben doch sicher schon vom *Placeboeffekt* gehört, also der Tatsache, dass eine positive Prophezeiung tiefenpsychologisch oft bewirkt, dass genau das vorhergesagte Ereignis eintritt. Wenn ein Arzt seiner Patientin gegen Kopfschmerzen eine rote Tablette gibt und ihr versichert, dass dies ein hochwirksames Schmerzmittel sei, dann hat sie in den meisten Fällen danach kein Kopfweh mehr, selbst wenn die Tablette völlig wirkstofffrei war – einfach deshalb, weil der Arzt es gesagt hatte und die Patientin es erwartet.

Doch leider hat dieser Suggestionseffekt auch einen »bösen« Bruder in Form des *Noceboeffekts*. Das ist genau dasselbe, nur diesmal mit umgekehrten Vorzeichen: Wenn ein Arzt seinen Patienten sagt, dass ihnen von einem Mittel sehr wahrscheinlich speiübel wird, dann wird vielen als Folge dieser Botschaft eben wirklich schlecht – selbst wenn die Tablette nur aus Puderzucker bestand.

Deshalb kann das Aufklärungsgespräch mit Hinweis auf alle möglichen Risiken und Nebenwirkungen oft genau diese hervorrufen, wohingegen Patienten, denen man das nicht vorhergesagt hätte, die Therapie mit ziemlicher Sicherheit viel besser vertragen hätten.

Wie Sie sehen, stehen wir hier vor einem großen Dilemma, das sich aber aus juristischen Gründen kaum vermeiden lässt. Was kann man tun? Eine Möglichkeit ist, explizit auf die Aufklärung zu verzichten. Genau das habe ich seinerzeit als Krebspatient getan. Ich hatte volles Vertrauen in meine behandelnden Ärzte und wollte mich nicht durch Horrorgeschichten in meiner Zuversicht auf einen guten Ausgang beeinträchtigen lassen.

Nun habe ich gut reden, denn als Arzt bin ich natürlich im Wissensvorteil und muss mir das nicht alles erst anhören. Außerdem wusste ich, dass ich nur eine Chance auf dauerhafte Heilung hatte, wenn ich mich all diesen Therapien unterziehen würde – ungeachtet dessen, was für Nebenwirkungen auftreten können.

Es ist mir klar, dass medizinische Laien möglicherweise ein größeres Bedürfnis haben zu erfahren, was da eventuell auf sie zukommt, als ich es hatte. Vielleicht wäre es eine gute Lösung, dass Sie dem Arzt sagen, er solle Sie nur über diejenigen Risiken und Nebenwirkungen aufklären, mit denen Sie erfahrungsgemäß mit großer Wahrscheinlichkeit zu rechnen hätten. Wenn Sie sich für eine dieser Optionen entscheiden, müssen Sie in beiden genannten Fällen darauf gefasst sein, dass der Arzt – wiederum aus juristischen Gründen – darauf bestehen muss, dass Sie ihm diesen Verzicht durch Ihre Unterschrift bestätigen.

Und wenn jemand doch alles bis ins letzte Detail wissen möchte, dann ist es sein gutes Recht, dass er eine lückenlose Aufklärung erhält.

Zusammenfassung

Eine vertrauensvolle Arzt-Patienten-Beziehung ist die Basis für einen Therapieerfolg. In vielen Fällen ergibt sich eine solche von selbst, wenn die »Chemie stimmt« und beide gut miteinander können. Es gibt unter Ärzten aber leider auch solche, denen es an Mitgefühl, Stil und Takt fehlt und die wenig Bewusstsein dafür haben, was unbedacht gewählte Worte bei Patienten anrichten können. Neben der unverzichtbaren Bereitschaft, den Spezialisten zu vertrauen, ist deshalb durchaus auch ein gerüttelt Maß an Vorsicht und Selbstschutz angebracht, damit sie nicht jedem schwarzen Schaf blindlings ins kommunikative Messer laufen.

Angesichts von Placebo-, aber auch Noceboeffekten sollte man sich genau überlegen, in welchem Umfang man vom Arzt über mögliche Risiken und Nebenwirkungen aufgeklärt werden möchte.

8 Resilienz und Salutogenese: Die Entstehung der Gesundheit

In diesem Kapitel werde ich berichten, was die Forschung darüber herausgefunden hat, wie Menschen großen Stress heil überstehen können. Daraus lässt sich ableiten, wie Sie konkret mit der psychischen Belastung umgehen können, die mit einer Krebserkrankung unvermeidlich einhergeht.

Krebs bedeutet Stress.

Dass eine Krebserkrankung nicht nur eine Herausforderung für den Körper ist, muss nicht eigens erklärt werden: Sie betrifft vielmehr Körper, Geist, Seele, Familie, Beruf, Freundeskreis und das Sozialleben. Mit anderen Worten: Krebs ist mit einem gewaltigen Stress verbunden!

Resilienz

Resilienz ist die Wunderwaffe gegen Stress.

In den 1970er Jahren hat der israelische Stressforscher Aaron Antonovsky eine Gruppe von Frauen untersucht, die ein Leben voller extrem belastender Stresssituationen hinter sich hatten: Sie hatten den Holocaust im KZ überlebt, wo sie viele Angehörige verloren hatten. Sie hatten die Gründung des Staates Israel mitgestaltet und drei israelisch-arabische Kriege durchgemacht.

Die Eingangsuntersuchung dieser Frauen ergab, dass sich ein großer Prozentsatz von ihnen durch die belastenden Lebensumstände physisch und psychisch sehr beeinträchtigt fühlte. Eine

Minderheit berichtete hingegen, dass es ihnen gut ginge. Üblicherweise hätte man als Stressforscher jetzt wohl genau untersucht, ob die Frauen, die sich belastet fühlten, vermehrt unter Krankheiten, Depressionen und weiteren negativen Folgen zu leiden hatten.

Antonovsky aber hatte eine andere Idee. Sein Interesse galt nämlich nicht der Frage, welche Pathologien aufgetreten waren. Vielmehr fragte er sich, ob man bei denjenigen Frauen, die den ganzen Stress offensichtlich heil überstanden hatten, Eigenschaften identifizieren konnte, die es Ihnen ermöglicht hatten, trotz all der schweren Belastungen körperlich und geistig gesund zu bleiben. Und tatsächlich gelang es ihm, einige Gemeinsamkeiten zu identifizieren, mit denen jene Frauen ihren Herausforderungen begegneten.

Diese Eigenschaften wurden von Antonovsky[1] wie folgt beschrieben:

- Verstehbarkeit
- Machbarkeit
- Sinnhaftigkeit
- soziales Netz

1. Verstehbarkeit

Die Frauen berichteten, dass sie zu jedem Zeitpunkt begriffen hatten, was vor sich ging. Wenn man etwas versteht, kann man offensichtlich besser damit umgehen, als wenn völlig unbegreifliche Dinge über einen hereinbrechen, denen man fassungslos gegenübersteht.

---

1 Siehe dazu im Literaturverzeichnis: *Salutogenese* von C. Sigl und M. Offenbächer und *Praxisbuch Salutogenese* von T. D. Petzold.

2. Machbarkeit

Die Frauen hatten zu jedem Zeitpunkt des Geschehens das Gefühl, aus eigener Kraft etwas zur Verbesserung ihres Zustands unternehmen zu können. Dieses Bewusstsein bewahrte sie vor Gefühlen der Ohnmacht und Abhängigkeit.

3. Sinnhaftigkeit

Die Frauen konnten trotz aller Schwierigkeiten und dramatischen Erlebnisse einen Sinn in den Dingen finden, worin auch immer er bestanden haben mag. Und wenn man einer Situation etwas Sinnvolles abgewinnen kann, ist es einfacher, damit umzugehen, als wenn man das Geschehen als völlig sinnlos erlebt.

4. Soziales Netz

Die Frauen empfanden sich jederzeit als Teil eines funktionierenden menschlichen Netzwerks, in welchem sie Trost und Unterstützung finden und auch geben konnten. »Geteiltes Leid ist halbes Leid«, sagt schon der Volksmund.

Die Summe dieser Ressourcen wird unter dem Begriff »Resilienz« zusammengefasst. Resilienz (von lat. *resilire:* zurückspringen, abprallen) oder psychische Widerstandsfähigkeit ist das Vermögen, Krisen zu bewältigen und sie durch Rückgriff auf persönliche und sozial vermittelte Ressourcen als Anlass für eine Weiterentwicklung zu nutzen. Verwandte Begriffe sind Entstehung von Gesundheit (Salutogenese), Widerstandsfähigkeit (Hardiness), Bewältigungsstrategie (Coping) und Selbsterhaltung (Autopoiesis) (Quelle: Wikipedia).

Salutogenese: Die Entstehung von Gesundheit

Aus diesen Erkenntnissen hat Antonovsky das Konzept der Salutogenese (lat. *salus*: Gesundheit, griech. *genesis*: Entstehung) bzw. der salutogenetischen Medizin entwickelt, die sich der Entstehung bzw. Wiedergewinnung von Gesundheit widmet. Sie ist das Gegenstück zur Pathologie, also zur Lehre von der Entstehung der Krankheiten.

Als ich zum ersten Mal von diesem Konzept erfuhr, war mir sofort klar, dass man es wunderbar auf die Arbeit mit Krebspatienten anwenden kann. Wenn ich als Arzt einen Krebspatienten unter salutogenetischen Aspekten berate, so tue ich das mit dem Ziel, seine vier Resilienzfaktoren zu fördern, und wende Antonovskys Erkenntnisse in folgender Weise auf den einzelnen Menschen und sein Leben an:

Verstehbarkeit

Es erscheint mir wichtig und hilfreich, dass ein Patient genau versteht, was eine Krebserkrankung ist, wie sie diagnostiziert und behandelt wird, was die Stadieneinteilung bedeutet, warum Prognosen mit größter Vorsicht zu betrachten sind, wie Bestrahlung und Chemotherapie funktionieren, mit welchen Nebenwirkungen und Folgen zu rechnen ist, welche Chancen und Risiken sie in sich bergen und was er sonst noch wissen möchte.

Im Idealfall bekommt ein Patient all diese Informationen vor Therapiebeginn von seinen behandelnden Ärzten. So kann er zum gleichberechtigten Partner werden, der informiert ist und mitentscheiden kann, was mit ihm geschieht oder auch nicht. Im schlechteren Fall holt er sich die Informationen aus dem Internet – meine diesbezüglichen Bedenken habe ich im Kapitel 5 »Google weiß alles« geschildert.

Machbarkeit

Ich kann mich an nur wenige Krebspatienten erinnern, die mich nicht irgendwann im Verlauf der Behandlung gefragt hätten:

> *»Und was kann ich nun tun, um wieder gesund zu werden, Herr Doktor?«*

Das zeigt, dass die allermeisten Patienten das Bedürfnis haben, einen aktiven Beitrag zu ihrem Heilungsprozess zu leisten, und das ist natürlich sehr positiv zu sehen. Ich frage meine Patienten in diesem Fall zunächst einmal nach ihrer eigenen Vorstellung, wie sie denn konkret zu ihrer Genesung beitragen können. Meist dreht sich das Gespräch dann um gesunde Ernährung, Stressabbau, Klärung belastender Lebenssituationen in Beruf, Familie und dem sozialen Umfeld, Selbstfürsorge u. v. a. m.

Es gibt aber auch Patienten, die am liebsten überhaupt nichts mit der ganzen Angelegenheit zu tun haben wollen und der Meinung sind, die Erkrankung und ihre Behandlung sei ausschließlich Sache der Ärzte. Auch das muss man als Arzt akzeptieren.

Mir wird aber immer etwas unheimlich, wenn Patienten den Ärzten mit dem Anspruch entgegentreten, sie sollen dafür sorgen, dass alles wieder so wird, wie es vor der Krankheit war. Ich frage in solchen Fällen, ob sie sich wirklich wieder dieselben Umstände herbeiwünschen, unter denen sie doch so schwer krank geworden sind?

Und ich betone, dass es meiner Meinung nach *besser* werden sollte, als es vorher war, und dass es dabei nicht mit Operation, Bestrahlung und Chemotherapie getan ist. Vielmehr sollte das ganze Leben gesünder werden – und dabei ist eben auch der Beitrag des Patienten gefordert.

Sinnhaftigkeit

Auf den ersten Blick fällt es natürlich schwer, in etwas so Schlimmem wie einer Krebserkrankung einen Sinn sehen zu wollen.

Man muss als Arzt bei dieser Frage auf gutes »Timing« achten. Ich habe nämlich auch schon erlebt, dass es leicht als verstörend und zynisch empfunden werden kann, wenn man dieses Thema zu früh auf den Tisch bringt – also in einer Phase, in der der Patient noch ganz im Diagnoseschock steht.

Andererseits kann diese Frage, wenn sie zum rechten Zeitpunkt gestellt wird, oft auf einen sehr kreativen und konstruktiven Weg führen. Oft tauchen dann Themen auf, wie

- *»Die Krankheit will mich lehren, mehr an mich zu denken.«*
- *»Wenn ich weiter in diesem Job bleibe, kann ich nicht gesund werden.«*
- *»Mein Leben hat doch mehr Sinn, als alles der Karriere zu opfern.«*
- *»Ich möchte mir in Zukunft mehr Zeit für Dinge nehmen, die mir Freude machen.«*
- *»Angesichts der Bedrohung meines Lebens habe ich begonnen, mich mit spirituellen Themen auseinanderzusetzen, und das bereichert mein Leben ungemein.«*
- *»Durch die Krankheit habe ich gelernt, Wichtiges von Unwichtigem unterscheiden zu können.«*

Viele Patienten, bei denen die Erkrankung einen guten Ausgang genommen hat, haben mir im Nachhinein aus einem »Sicherheitsabstand« von ein paar Jahren gesagt:

> *»Unterm Strich hat mir der Krebs mehr gegeben als genommen!«*

Soziales Netz

»Lebensqualität ist Zusammen-Lebens-Qualität« ist eines meiner Mottos. Intakte, liebevolle Beziehungen können die Quelle von größter Geborgenheit, Sicherheit, Lebensfreude und Glückseligkeit sein. Umgekehrt ist es aber so, dass ein soziales Umfeld, in welchem es nur so von ungelösten Konflikten, Geringschätzung,

Streit und Aggressionen wimmelt, die Betroffenen buchstäblich krank machen kann. Aus diesem Grund ist es von großer Wichtigkeit, dass man sich in der Arbeit mit Krebspatienten auch der Frage widmet, ob sie ihre Beziehungen in der Familie und Nachbarschaft, im Freundeskreis und Arbeitsumfeld als intakt erleben. Wenn das der Fall ist, sehe ich es als einen sehr beruhigenden, die Heilung fördernden Umstand. Wenn nicht, sollte man sich dem unbedingt widmen und dafür sorgen, dass die betroffenen Patienten Hilfe bekommen, um Lösungen zu finden.

Der Zusammenhang von Psyche und Körper

In der letzten Zeit haben sich in der wissenschaftlichen Medizin zunehmend Fächer etabliert, die sich mit den Zusammenhängen von Psyche und Organsystemen beschäftigen. Diese Fächer werden mit Namen bezeichnet, die allesamt mit »Psycho-Neuro …« beginnen. So untersucht beispielsweise die Psycho-Neuro-Immunologie die Zusammenhänge zwischen der Psyche, dem Nervensystem und dem Immunsystem. Oder die Psycho-Neuro-Endokrinologie jene zwischen der Psyche, dem Nervensystem und den Hormonen. Sie alle beweisen, dass es ein enges Zusammenspiel zwischen diesen Systemen gibt, und laufen alle auf dieselbe Aussage hinaus:

Je weniger gestresst ein Mensch ist, desto besser funktionieren seine Organsysteme!

Stress führt nämlich bekannterweise zur Ausschüttung von Stresshormonen. Dies setzt im Körper Mechanismen in Gang, die kurzfristig sehr sinnvoll sind, um eine Gefahrensituation heil zu überstehen. Besteht der Stress jedoch auf Dauer, dann haben diese Hormone eine ausgesprochen schädliche Wirkung. Daraus ergibt sich für mich zwingend der Schluss:

> Ein Krebspatient sollte dafür sorgen, dass er möglichst wenig Stress hat.

Dabei ist hier natürlich der schädliche Stress von überlastenden Situationen gemeint (»Disstress«). Gegen den Stress, herausfordernde Situationen zu meistern, denen man sich gewachsen fühlt (»Eustress«), ist nichts einzuwenden, denn dieser stärkt das Resilienzgefühl.

Wunderheilung? Gibt es!

Immer wieder hört man von Krebspatienten, die wider alle Erwartungen und schlechte Prognosen auf wundersame Weise geheilt wurden. Wie ist so etwas möglich?

In der medizinischen Forschung gibt es zahllose Untersuchungen solcher Patienten und ihrer Heilung. Dabei hat sich eines deutlich herausgestellt: Praktisch alle haben aufgrund ihrer Krebsdiagnose signifikante Änderungen in ihrem Leben etabliert! Sie alle haben etwas unternommen, um Faktoren abzubauen, die ihrer Meinung nach schädlich für ihre Gesundheit und Heilung waren, und haben all das gefördert, was sie für heilsam hielten – worin auch immer das im Einzelfall bestanden haben mag.

Bitte verstehen Sie mich richtig. Ich behaupte nicht, dass Sie es selbst in der Hand haben, wie die Sache ausgeht, und das Schicksal biegen können, wenn Sie es nur richtig anstellen. Ich will damit eher darauf hinweisen, dass wir nicht völlig ohnmächtig sind, sondern *Einfluss* auf die Dinge nehmen können, wenngleich wir keine *Kontrolle* darüber haben.

In diesem Zusammenhang gibt es ein Sufi-Sprichwort, das ich sehr mag und meinen Patienten oft zitiere:

> »Vertrau auf Allah –
> und bind's Kamel fest!«

Was genau ist Heilung?

In der Medizin versteht man Heilung als Wiederherstellung der Gesundheit unter Erreichung des vor der Erkrankung bestehenden Ausgangszustands (»restitutio ad integrum«). Bleibt ein organischer oder funktioneller Restschaden bestehen, so sprechen die Mediziner von einer »Defektheilung«. Bei einer Krebserkrankung kann dies zum Beispiel eine entfernte Brust oder einen künstlichen Darmausgang bedeuten.

In der Krebstherapie versteht man unter Heilung die dauerhafte Beseitigung des Tumorleidens. Generell gesagt gilt ein Krebspatient als geheilt, wenn fünf und mehr Jahre nach Diagnosestellung und Therapie keine erneute Tumoraktivität mehr nachweisbar ist.

In der Psychotherapie ist unter Heilung zu verstehen, dass die psychische Gesundheit wiederhergestellt ist. Im Falle einer Krebserkrankung würde man eine psychische Heilung so verstehen, dass z. B. eine Patientin in der Lage ist, geistig und emotional mit ihrer Erkrankung zurechtzukommen.

Noch weiter gefasst ist der Heilungsbegriff aus spiritueller Sicht. Hier muss Heilung nicht unbedingt bedeuten, dass ein Patient körperlich gesund wird. Vielmehr geht es hier eher um ein Heilsein in dem Sinne, dass man mit sich, Gott und der Welt im Reinen ist. So kann ein kranker Mensch durchaus »heil« sein, während ein gesunder Mensch möglicherweise nicht heil ist. Heilen bedeutet hier, die Ordnung und Harmonie des ganzen Menschen – an Körper, Geist und Seele – wiederherstellen.

Zusammenfassung

Dieses Kapitel zeigt, mit welchen Ressourcen Sie schwerem Stress – wie ihn z. B. eine Krebserkrankung darstellt – so begegnen können, dass Sie möglichst heil daraus hervorgehen und dass diese Ressourcen gleichzeitig einen wichtigen Beitrag zur Heilung leisten können. Daraus lassen sich konkrete Verhaltensweisen ableiten, mit denen Sie selbst die Voraussetzungen zur eigenen Heilung optimieren können. Von Erich Kästner stammen folgende Worte:

> »Es gibt nichts Gutes – außer man tut es!«

Mehr davon im nächsten Kapitel.

9 Was Sie selbst zu Ihrer Heilung beitragen können

»Hilf dir selbst, dann hilft dir Gott!«

Nach einer Krebsdiagnose durchlaufen Sie in der Regel erst einmal zwei Phasen. In der ersten geschieht die Primärtherapie, also Operation, Bestrahlung und/oder Chemotherapie. Die zweite Phase besteht darin, Körper, Geist und Seele – die von der Erkrankung und Therapie möglicherweise arg mitgenommenen sind – wieder in Schuss zu bringen, sprich: in der Rehabilitation.

In der ersten Phase ist das Beste, was Sie tun können, kooperativ zu sein und mitzumachen. Sie rufen die Feuerwehr, weil Ihr Haus brennt, und lassen die ihren Job machen. Hier gilt vor allem: Binden Sie von Anfang an Ihren Hausarzt als Ihren Vertrauensarzt, Lotsen und sachkundigen Begleiter durch den Medizindschungel mit ein. Stellen Sie (mit seiner Hilfe) sicher, dass Sie optimal behandelt werden, indem Sie sich informieren, welche Kliniken und Ärzte besonders erfahren und qualifiziert für die Behandlung Ihrer Erkrankung sind. Neben dem Netzwerk, mit welchem Ihr Hausarzt gute Erfahrung gemacht hat, gibt es als Informationsquellen auch noch, um nur ein paar Beispiel zu nennen:

- FOCUS Ärzte-/Klinikliste
- »List of excellence« der Deutschen Krebshilfe
- Selbsthilfegruppen

Suchen Sie immer wieder das Gespräch mit Ihren behandelnden Ärzten und Ärztinnen und geben Sie nicht eher Ruhe, bis alle Ihre Fragen befriedigend beantwortet sind und Sie genau verstanden haben, was vor sich geht und weshalb.

Versuchen Sie dabei stets, das richtige Maß zwischen viel Vertrauen, etwas Skepsis und einer großen Portion gesundem Menschenverstand zu finden. Verzichten Sie wenn irgend möglich darauf, den Ärzten als »Google-Besserwisser« mitzuteilen, was die »richtige« Therapie sei. Sie würden ja der Feuerwehr auch nicht reinreden, wie man am besten Brände löscht.

In der zweiten Phase sind Sie dann schon aktiver beteiligt. Denn hier geht es ja darum, wieder zu Kräften zu kommen – da muss man selbst die Initiative ergreifen. In dieser Phase ist es u. a. wichtig, seine bisherigen Lebensgewohnheiten zu überprüfen und sie gegebenenfalls neu auszurichten, damit Sie optimale Voraussetzungen für eine dauerhafte Heilung schaffen. In diesem Kapitel werde ich erklären, was es dabei zu wissen und beachten gilt.

Die richtige Einstellung finden

Meine Frau, eine engagierte Frauenärztin, schickte mir vor Jahren eine ihrer Brustkrebspatientinnen, die sich gerade einer Chemotherapie unterziehen musste. Obwohl die bei dieser Patientin eingesetzten Zytostatika als relativ nebenwirkungsarm galten, hatte sie unter massiver Übelkeit und Erbrechen zu leiden. Meine Frau vermutete, dass dies eventuell psychische Ursachen haben könnte, und bat mich, der Sache auf den Grund zu gehen. Ich stellte der Patientin die Frage, die ich in solchen Fällen immer stelle, nämlich:

»Was bedeutet Ihnen die Chemotherapie?«

Sie antwortete:

»Die macht das Beste in mir kaputt!«

Darauf ich:

»Was ist denn das Beste in Ihnen?«

Nun schilderte mir die Patientin eine Reihe von sehr subtilen menschlichen Eigenschaften, wie Lebensfreude, Sensibilität, Mitgefühl, Spiritualität usw.

Meine Antwort war:

»Nun, es ist mir völlig klar, dass eine Chemotherapie kein Zuckerschlecken ist. Was ich aber nicht verstehe, ist, wie die Chemotherapie imstande sein soll, Ihnen diese wunderbaren Eigenschaften dauerhaft zu nehmen.«

Daraufhin konnte man richtig zusehen, wie eine Art Ruck durch die Patientin ging. Und nach einer Weile des Nachdenkens sagte sie:

»Da haben Sie eigentlich recht, Herr Doktor – diese Eigenschaften sind wirklich unzerstörbar!«

Ich bestätigte das ausdrücklich und gab ihr dann noch mit auf den Weg, dass Sie bei der nächsten »Chemo« versuchen sollte, sich einfach positiv darauf zu konzentrieren, dass diese Medikamente ihren Krebs attackieren (und nicht sie selbst). Sie möge sie annehmen als etwas, das ihr hilft, wieder gesund werden zu können.

Das Ergebnis dieses Gesprächs war, dass die Patientin die weiteren Chemotherapiezyklen ohne nennenswerte Übelkeit hinter sich brachte! Dieses Erlebnis beeindruckt mich bis zum heutigen Tag, zeigt es doch zwei wichtige Tatsachen: Erstens, dass die Einstellung, die ein Patient oder eine Patientin bezüglich der Erkrankung und Therapie einnimmt, massive Auswirkung auf den Körper und seine Reaktionen haben kann. Und zweitens, dass man mit kurzen psychoonkologischen Interventionen weitreichende und segensreiche Wirkungen erzielen kann. Dabei wird auch deutlich, worum es in der Psychoonkologie geht, nämlich dass man Menschen schnell und pragmatisch hilft, mit den Belastungen fertigzuwerden, die eine Krebserkrankung so mit sich bringt.

Die richtige Einstellung der Patienten zu ihrer Krebserkrankung wird erstaunlicherweise von manchen unter- und anderen wiederum überschätzt. *Unterschätzt* wird sie in dem Sinne, dass vielen nicht klar ist, in welchem Maße die innere Haltung zu einem Sachverhalt Einfluss auf dessen Ausgang hat. Dass dem so ist, hat der Autohersteller Henry Ford schon vor fast 100 Jahren erkannt, als er sagte:

»Ob du denkst, du siegst, oder du verlierst:
Wahrscheinlich hast du recht!«

Damit wollte er deutlich machen, dass die Dinge oft so verlaufen, wie wir es erwarten, weil unsere Erwartungshaltung auf unbewusster Ebene unser Verhalten so beeinflusst, dass der erwartete Ausgang dann eben auch mit hoher Wahrscheinlichkeit eintritt. Die Psychologen haben hierfür den Begriff der »sich selbst erfüllenden Prophezeiung« geprägt.

Auf medizinischer Ebene haben Forschungsgebiete wie z. B. die Psycho-Neuro-Immunologie gezeigt, dass Angst, Stress und eine pessimistische Grundeinstellung das Immunsystem schwächen können. Ein Mensch, der also eine positive Einstellung zu seiner Erkrankung findet (d. h. sich auf die Krankheit als Ausdruck eines Prozesses einlässt), hat ein besser funktionierendes Immunsystem als jemand, der von vornherein davon ausgeht, dass er todkrank ist und wahrscheinlich bald sterben wird.

Widerstehen Sie also nach Möglichkeit solchen Gedanken wie: *»Ich habe eine unheilbare Krankheit«, »Ich bin verloren«, »Ich werde daran sterben«, »Warum gerade ich?«, »Was habe ich nur falsch gemacht, dass mir so etwas passiert?«, »Das ist die Strafe, weil ich …«, »An meinem Krebs ist einzig und allein mein Partner/meine Partnerin/mein Chef/Nachbar/Handystrahlen usw. schuld«, »Mir kann ja doch keiner helfen«, »Die Ärzte mit ihrem Giftzeug geben einem den Rest« usw.*

Solche Sätze sind kontraproduktiv und behindern ganz konkret den Heilungsverlauf, denn: Das Unbewusste hört mit und reagiert entsprechend den Suggestionen, die man ihm gibt!

Überschätzt wird der Effekt der »richtigen« Einstellung hingegen in dem Sinne, dass manche glauben, sie könnten das Schicksal biegen, wenn sie es nur von ganzem Herzen wollen und richtig daran glauben. Diese Illusion pflegen vielleicht Fanatiker des positiven Denkens, die sich der kühnen Idee hingeben, damit könnten sie *alles* unter Kontrolle bekommen und jeden Berg versetzen. Besonders fatal wird diese Einstellung dann, wenn bei einem solchen Menschen die Erkrankung dennoch voranschreitet und er daraus schließt, das läge daran, dass er sich nicht genug ins »Zeug gelegt hätte«, oder wenn er vielleicht sogar zu hören bekommt, das er »wohl gar nicht wirklich gesund werden will, sonst hätte es ja geklappt«. Das verschafft diesen Menschen zusätzlich zu allem Übel auch noch ein schlechtes Gewissen, weil sie sich vermeintlich nicht genügend angestrengt hätten, positiv zu denken.

Realistisch hingegen scheint mir folgende Annahme:

> Wir können durch unsere mentale Einstellung durchaus *Einfluss* auf das Geschehen nehmen. *Kontrolle* jedoch haben wir nicht!

Was ist denn nun die »richtige« Einstellung?

Meines Erachtens gehören ein paar wichtige Glaubenssätze dazu:

- Es gibt so gut wie keine grundsätzlich unheilbaren Krankheiten und Krebs gehört ganz sicher nicht zu ihnen!
- Die Mehrzahl aller Krebspatienten wird geheilt.
- Viele Menschen mit angeblich »unheilbaren« Krankheiten sind geheilt worden, obwohl Ihnen keiner eine Chance eingeräumt hatte.
- Wenn ein Mensch in einem vergleichbaren Stadium schon mal von Krebs geheilt wurde, dann habe auch ich eine Chance.

- Ich bin fest entschlossen, alles in meiner Macht Stehende zu tun, um meine Heilung zu unterstützen, als da wären:
- alles zu unterlassen, was meiner Gesundheit abträglich ist, und alles zu tun, was meine Gesundheit fördert.

Dazu gehören insbesondere:

- Stellen Sie eindeutig ungesunde Gewohnheiten wie z. B. das Rauchen ein!
- Ernähren Sie sich gesund.
- Sorgen Sie für ausreichend Bewegung und Sport.
- Sorgen Sie für Entspannung und Ausgleich.

Jetzt wäre auch der richtige Zeitpunkt, um Naturheilkundeärzte und ggf. Heilpraktiker einzubinden, falls Sie das Bedürfnis nach »sanfter« Therapie zum Wiederaufbau haben.

Visualisieren

Für Dr. Carl Simonton, einen der Pioniere der Psychoonkologie, war die uralte Heilmethode des Visualisierens ein zentrales Element seiner therapeutischen Arbeit mit Krebspatienten. Beim Visualisieren geht es darum, innere Bilder zu entwickeln, wie der eigene Körper die Krebserkrankung besiegt. Diese Bilder stellen die Krebspatienten sich möglichst oft in tagtraumartigen Entspannungsübungen vor. Dies hat nachweislich eine stimulierende Wirkung auf die körpereigene Krebsabwehr. Das Konzept von Simonton hat nicht nur zahlreichen Patienten und ihren Angehörigen Trost und Hoffnung gebracht, sondern vielen Krebskranken geholfen, die in ihnen schlummernden Selbstheilungskräfte zu wecken. Die Berufung auf die inneren Heilkräfte oder die innere Führung, die über unsere individuellen Grenzen und persönlichen Fähigkeiten hinausgehen, waren ein wesentliches Element von Simontons Arbeit.

Der deutsche Ableger dieser Methode heißt »Bochumer Gesundheitstraining (BGT)« und wird in vielen Institutionen, Beratungsstellen und Praxen bundesweit angewendet.

Ernährung

Entgegen der Behauptung vieler selbst ernannter Ernährungsspezialisten muss man ganz klar festhalten, dass es bislang keine erwiesenermaßen erfolgreiche Diät zur Krebsbekämpfung gibt!

Viele sogenannte Krebsdiäten sind eher bedenklich als nützlich, weil sie mühsam und einseitig sind und die Patienten noch zusätzlich belasten. Aber natürlich gibt es gesunde Ernährung und eben auch ungesunde. Erstere hat sicher einen günstigen Effekt auf den Körper, während die zweite ihm schadet.

Selbstverständlich sollte man also als Krebspatient auf eine gesunde und hochwertige Ernährung achten.

> Die Grundprämisse hierfür lautet: Eine wohlschmeckende Mischkost aus saisonalen, regionalen Produkten, am besten aus biologischem Anbau und artgerechter Tierhaltung!

Was das richtige Maß von Fleisch, Obst, Gemüse, Ballaststoffen, Zucker, Fetten, Kohlehydraten und Alkohol angeht sowie das große, kontrovers diskutierte Thema »Nahrungsergänzung« mit Vitaminen, Spurenelementen und Mineralstoffen, möchte ich auf die im Serviceteil genannte Literatur zum Thema Ernährung verweisen.

Bewegung

Die Wirkungen von Sport bei Krebspatienten wurden in letzter Zeit vermehrt in klinischen Studien untersucht. Dabei hat sich gezeigt, dass körperliche Aktivität messbar die Nebenwirkungen einer Chemotherapie oder antihormonellen Behandlung reduzieren kann. Außerdem steigern sich durch sportliche Betätigung die Leistungsfähigkeit und das Selbstbewusstsein – was die Lebensqualität enorm verbessern kann.

Doch nicht nur das: Körperliche Aktivität hat auch direkte Einflüsse auf den Verlauf einer Krebserkrankung. So haben Patienten, die vor ihrer Erkrankung regelmäßig Sport getrieben haben, nachweislich ein geringeres Rückfallrisiko. Krankengymnastik allein reicht also nicht aus. Das Mindeste, was man als Krebspatient tun sollte, ist täglich an die frische Luft zu gehen und beispielsweise ein oder zweimal einen (strammen) Spaziergang zu machen. Das sollte in der Regel selbst während einer laufenden Therapie möglich sein.

Die Deutsche Krebsgesellschaft empfiehlt darüber hinaus ein kombiniertes Kraft- und Ausdauertraining mit zusätzlichen Elementen zur Schulung von Flexibilität und Koordination. Aber auch Schwimmen, Joggen oder Tätigkeiten wie Gartenarbeit und Rasenmähen sind gesund und ratsam. Wenn Sie es lieber etwas ruhiger angehen lassen, machen Sie z. B. Walking oder fahren Sie Fahrrad. Wofür auch immer Sie sich entscheiden, wichtig ist: Es muss Ihnen Spaß machen!

> Sport und Bewegung holen Sie raus aus dem Teufelskreis von Krankheit, depressiven Stimmungen und Vereinsamung.

Selbstfürsorge

Bringen Sie Ihr Leben in Ordnung. Jetzt ist der optimale Zeitpunkt, Dinge zu regeln, die Sie schon lange vor sich herschieben. Viele Patienten machen nach der Primärtherapie eine stationäre Rehabehandlung, und in den Rehakliniken gibt es immer Therapeuten, die Ihnen diesbezüglich gerne kompetent mit Rat und Tat zur Seite stehen.

Fragen Sie sich, ob in der Erkrankung neben aller Bedrohung auch eine Botschaft stecken könnte, ob Sie wohl irgendetwas daraus lernen könnten. Bei einer Coachingausbildung in den USA habe ich gelernt, mich bei allem, was mir widerfährt, zu fragen: *»How can I use that to grow?«* Das habe ich auch bei meiner Krebserkrankung getan: *»Wie kann ich damit so umgehen, dass ich daran wachsen kann?«*

Was halten Sie davon, die Erkrankung auch als Lebensbotschaft zu betrachten, statt als Todesboten?

Die Antwort muss ein jeder für sich selber finden. Bedenken Sie bitte, dass Sie im Moment eine Phase in Ihrem Leben durchlaufen, in der Sie mit einer maximalen Toleranz Ihres sozialen Umfelds rechnen können. Denn im Moment kommt Ihnen nahezu jeder mit der Einstellung entgegen:

»Du musst jetzt nur an dich denken!«

Dadurch stehen Ihnen Optionen offen, die Ihre Umgebung vorher nicht so leicht toleriert hätte. Und in ein paar Monaten, wenn es Ihnen besser geht, wenn die Haare wieder nachgewachsen sind, wenn Sie wieder gesund und fit aussehen und in Ihren Alltag zurückkehren, schließt sich dieses »Toleranzfenster« wieder.

Also: »Carpe diem« – nutze den Tag!

Trennen Sie sich von Gewohnheiten, Dingen, Tätigkeiten, vielleicht sogar Menschen, die Ihnen nicht guttun. Tun Sie Dinge, die Ihnen wichtig sind, die Sie schon immer einmal tun wollten, weil sie Ihnen nachhaltig Freude bereiten (nicht nur billigen Spaß) oder weil Sie spüren, dass in Ihrem Leben sonst etwas Wichtiges fehlen würde.

Ich bin mir darüber bewusst, dass man zu jedem dieser Themen ein ausführliches Kapitel schreiben könnte. Das würde den Rahmen dieses Buches jedoch sprengen – also muss ich mich darauf beschränken, auf die Vielzahl von guten Büchern zu verweisen, die zu jedem dieser Themen erhältlich sind. Sie finden am Ende des Buchs eine Liste mit empfohlener Lektüre.

Explizit erwähnen möchte ich aber ein Buch der Australierin Bronnie Ware, die über viele Jahre sterbende Menschen begleitet und interviewt hat. Als Essenz ihrer Erfahrungen hat sie das Buch *5 Dinge, die Sterbende am meisten bereuen* geschrieben, und darin stehen, so der Untertitel: *Einsichten, die Ihr Leben verändern.* Es ist also eher ein Buch für die, die (gut) leben wollen, als eines für Sterbende. Bei den 5 Dingen, die Sterbende am meisten bedauern, handelt es sich um:

- *»Ich wünschte, ich hätte den Mut gehabt, mein eigenes Leben zu leben.«*
- *»Ich wünschte, ich hätte nicht so viel gearbeitet.«*
- *»Ich wünschte, ich hätte den Mut gehabt, meine Gefühle auszudrücken.«*
- *»Ich wünschte mir, ich hätte den Kontakt zu meinen Freunden aufrechterhalten.«*
- *»Ich wünschte, ich hätte mir erlaubt, glücklicher zu sein.«*

Mehr davon in Bronnie Wares Buch, das ich Ihnen wärmstens als Inspiration empfehle, damit Sie am Ende Ihres Lebens, das hoffentlich in noch weiter Ferne liegt, zu denen gehören, die nichts zu bereuen haben.

Obwohl und gerade weil eine Krebserkrankung und deren Therapie eine so schwierige und schmerzvolle Erfahrung ist, sollten Sie unbedingt darauf achten, dass die Lebensfreude nicht auf der Strecke bleibt. Deshalb mein Rat:

Tun Sie Dinge, die Ihnen Freude machen!

Das ist auch in schwierigsten Zeiten möglich. Jeder von uns weiß selbst am besten, was ihm guttut. Sich massieren lassen, in ein schönes Konzert gehen oder einen tollen Film anschauen, sich mit Freunden treffen, ein heißes Bad nehmen, ein gutes Buch lesen …

Und auch Lachen ist nicht verboten! Hier gilt nicht nur das Motto »Humor ist, wenn man trotzdem lacht«, sondern auch die Volksweisheit »Lachen ist die beste Medizin«.

Zusammenfassung

Dieses Kapitel beschäftigt sich damit, wie wichtig es ist, die »richtige« Einstellung zu seiner Krebserkrankung und deren Therapie zu finden. Ich habe erklärt, warum es unverzichtbar ist, dass Sie sich nicht nur passiv behandeln lassen, sondern selber Initiative ergreifen, um den Heilungsverlauf optimal zu fördern. Sie finden Anregungen, wie das konkret aussehen kann.

Das Sprichwort der Sufis, das ich bereits zitiert habe,

»Vertrau auf Allah –
und bind's Kamel fest«

drückt wunderbar aus, worauf es mir hier ankommt.

Manchmal gibt es aber auch Phasen, in denen Ihnen alles über den Kopf wächst, zu viel wird und Sie von dem ganzen Krebs und seiner Therapie nichts mehr hören möchten; wo Sie sich wünschen, dass die Ärzte die Sache in die Hand nehmen und hoffentlich schon alles richtig machen. Das ist dann auch in Ordnung.

Falls Sie sich aber von der ganzen Angelegenheit total überfordert fühlen sollten, so rate ich dringend dazu, psychoonkologische Betreuung in Anspruch zu nehmen, denn auf Dauer ist das Gefühl von Überforderung schädlich für das Immunsystem.

Sie können Ihren Heilungsverlauf positiv beeinflussen, wenn Sie sich gesund ernähren, regelmäßig Sport treiben und in Entspannungsübungen Bilder entwickeln, wie Ihr Körper in Kombination mit der medizinischen Behandlung die Krankheit bekämpft.

10 Über den Umgang mit Krebserkrankungen in der Partnerschaft und der Familie

Eine Krebserkrankung betrifft nicht nur den Körper. Sie hat weitreichende Folgen für Geist und Seele, Psyche und Emotionen – und dies nicht nur für den Kranken, sondern auch für sein soziales Umfeld, für Partner, Kinder, Eltern, Geschwister, Freunde und Kollegen.

Gedanken wie »*Wie wird es nun weitergehen?*«, »*Was wird aus mir?*«, »*Muss ich sterben?*«, »*Was wird aus meinem Partner, den Kindern, den Eltern?*« usw. drängen sich nicht nur dem Patienten auf, sondern auch den Angehörigen. Gefühle wie Schock, Angst oder Ungewissheit sind bei allen Beteiligten mehr oder minder unvermeidbar – ebenso die Unsicherheit darüber, wie man über all dies miteinander reden soll.

> *»Kann ich das Thema Krebs überhaupt ansprechen oder darf ich den anderen nicht damit belasten? Soll ich die Initiative ergreifen oder besser warten, bis der andere es tut? Ist es zu früh? Ist es zu spät? Was denkt der andere jetzt wohl? Darf ich über meine Gedanken und Gefühle reden oder soll ich lieber schweigen, Rücksicht nehmen und schauen, wie ich alleine damit klarkomme? Was sagen wir den Kindern, Eltern, Freunden, und wann?«*

Wenn man sich mit dieser Unsicherheit nicht konstruktiv auseinandersetzt, resultiert zwangsläufig Sprachlosigkeit. Und damit ist niemandem gedient.

Geteiltes Leid ist halbes Leid!

Psychologische Studien haben nämlich eindeutig bewiesen, dass ein intaktes Sozialleben ein wesentlicher Einflussfaktor ist, wenn es darum geht, schwere Stresserfahrungen zu überstehen. Das

Gefühl von Isolation und Einsamkeit erhöht dagegen den Stress. Und eine Krebserkrankung bedeutet gewaltigen Stress! Damit will ich verdeutlichen, dass die Heilungschancen steigen, wenn es dem betroffenen Paar bzw. der Familie gelingt, offen, ehrlich, liebevoll und konstruktiv miteinander zu kommunizieren!

Überwinden Sie die Sprachlosigkeit!

Miteinander reden

Lassen Sie uns also sehen, wie man das bewerkstelligt. Zunächst möchte ich festhalten: Niemand ist schuld! Erfahrungsgemäß neigt man bei schweren Schicksalsschlägen immer dazu, nach Schuldigen zu suchen. Davon möchte ich dringend abraten, weil diese Überlegungen meist sehr viel Energie verzehren, die sich an anderer Stelle viel sinnvoller einsetzen ließe. In den allermeisten Krebsfällen kann nämlich kein Mensch mit Sicherheit wissen, warum es dazu kam. Weder hat der Patient es selbst verschuldet, noch hat ihn ein anderer »krank gemacht«. Wenn nicht gerade zwingende Gründe dafür vorliegen – wie z. B. 60 Zigaretten pro Tag oder jahrelange Traumatisierungen, die man natürlich erkennen, benennen und abstellen muss, um gesund werden zu können –, halte ich es für viel sinnvoller, die Erkrankung als schicksalhaftes Ereignis anzunehmen und nach vorne zu schauen, statt in der Vergangenheit herumzuwühlen, die man ohnehin nicht mehr ändern kann.

Und so lautet die Frage aller Fragen, die man gemeinsam erörtern sollte, nicht »*Warum habe ich diese Krankheit bekommen?*«, oder gar »*Warum ausgerechnet ich?*«, sondern »*Was muss geschehen, um die optimalen Voraussetzungen zur Heilung zu schaffen?*«.

- Was in Ihrem Leben ist so gut, dass es so bleiben kann, wie es ist?

- Was muss sich – wie – ändern, damit Sie wieder gesund werden?
- Was muss gegeben sein, damit Sie sich wohlfühlen?
- Was muss aufhören, damit Sie sich wohlfühlen?
- Was davon können Sie selbst gewährleisten?
- Wo und in welcher Form brauchen Sie dafür die Mithilfe von anderen?

Das sind die Fragen, die es zu stellen gilt! Das sind die Punkte, über die Sie mit Ihren Lieben reden müssen!

Der nächste Grundsatz, den ich für das Gespräch mit Ihrem Partner und der Familie vorgeben möchte, lautet: Jeder hat das Recht, alles zu sagen, was ihm auf der Seele brennt! Auf der anderen Seite gilt aber auch: Jeder darf auch Dinge für sich behalten, wenn er es für richtig hält. Es ist doch sonnenklar, dass ein Krebspatient Angst vor Leiden und Tod hat und sein Partner ebenso: Warum soll man also nicht darüber reden, wenn es ohnehin im Raum schwebt und jeder daran denkt?

Ich erinnere mich an eine Patientin, die mit Depressionen in meine Praxis kam, nachdem ihr Partner an Krebs verstorben war. Die Depression beruhte vor allem auf der Tatsache, dass, wie Sie sagte, *»wir in den drei Jahren von der Diagnose bis zu seinem Tod nicht ein einziges Mal über seine Krankheit gesprochen haben!«* Und damit konnte sie nur schwer umgehen. Wenn man es tabuisiert, bleibt jeder damit allein. Redet man aber darüber, kann man es gemeinsam tragen! Schweigen jedoch löst *kein* Problem!

Doch wie schafft man es, miteinander zu reden?

Ich möchte Ihnen gern ans Herz legen, folgende Übung auszuprobieren und möglicherweise in Ihre tägliche Routine aufzunehmen:

Die Übung der drei Dinge

Machen Sie jeden Tag mit Ihrem Partner einen Spaziergang und reden dabei über Folgendes:

Sagen Sie drei Dinge, die Sie gerade bewegen. Dann drei Dinge, die Ihnen am anderen auffallen. Der andere hört zu, ohne zu unterbrechen, bis Sie fertig sind.

Dann sagt dieser drei Dinge, die ihn gerade bewegen, sowie drei, die er an Ihnen bemerkt. Und dabei hören Sie zu, ohne zu unterbrechen.

Danach ergibt sich automatisch ein Gespräch über die Dinge, die man gerade gesagt und gehört hat. Die Aussagen werden kommentiert, bestätigt, ergänzt, klargestellt, vertieft oder erklärt. Diese Übung ist ganz einfach, dauert nicht lange und hat doch weitreichende Folgen. Meine Frau und ich machen sie seit vielen Jahren immer und immer wieder und haben das Gefühl, dass sie sehr viel zur Qualität unserer Ehe beiträgt. Es geht darum, den anderen wahrnehmen, ihn wertzuschätzen und ihm zu bedeuten:

»Ich sehe dich, ich gebe mich dir zu erkennen, ich bin bei dir.«

Mit dieser einfachen Übung ist bereits sichergestellt, dass Sie einander nicht aus den Augen verlieren und jeder immer auf dem Laufenden bleibt, wo der andere steht. So können Sie auf ganz einfache Weise Nähe und Vertrautheit in Ihrer Beziehung gewährleisten, auch wenn diese durch die Krebserkrankung schwer belastet wird.

Etwas schwieriger wird es, wenn es um Veränderungen geht. Veränderungen sind unter dem Einfluss einer Krebserkrankung nicht nur nahezu unvermeidlich, sondern in vielen Fällen auch ausgesprochen notwendig und sinnvoll. So haben zum Beispiel Studien über Menschen, die eine sogenannte »Wunderheilung« erfahren haben, gezeigt, dass ausnahmslos jeder von ihnen als Reaktion auf die Erkrankung signifikante Veränderungen in seinem Leben bewerkstelligt hat. Das reicht von relativ »harmlosen« Dingen – wie der Änderung der Ernährung oder Hinwendung zu spirituellen Praktiken wie Meditation – bis hin zu dramatischen Brüchen, dass jemand z. B. seinen Job aufgibt oder die Familie verlässt. Ich habe in über 30 Arztjahren kaum einen Krebspatienten erlebt, der mich nicht gefragt hätte, was er *tun* könne, um seine Heilung zu unterstützen.

Auf der anderen Seite haben wir aber alle das Bedürfnis nach Sicherheit, und dieses Bedürfnis wird durch Veränderung bedroht. Denn sicher fühlen wir uns dann, wenn wir in einer überschaubaren und kontrollierbaren Welt leben, sprich: wenn sich nichts ändert. Und so bekommen die Partner von Krebspatienten gehörig »Bammel«, wenn sie sehen, wie der andere sich und sein Leben (möglicherweise radikal) verändert. Oft besteht die Reaktion darin, diese Veränderung nicht nur nicht zu unterstützen, sondern sie u. U. sogar aktiv zu bekämpfen. Dann sind Konflikte vorprogrammiert.

Wie Sie sehen, ist eine Krebsbehandlung nicht nur für den Patienten, sondern auch sein gesamtes soziales Umfeld eine gewaltige Herausforderung.

Gewaltfreie Kommunikation

Um diese Herausforderung zu bewältigen, möchte ich Ihnen das Konzept der *Gewaltfreien Kommunikation* des amerikanischen Psychologen *Marshall Rosenberg* empfehlen, welches sich als Mittel zur Konfliktlösung seit Jahrzehnten auf der ganzen Welt bewährt hat. Denn neben dem *Was* spielt natürlich auch das *Wie sag ich's?* eine große Rolle. Rosenbergs Ansatz besteht aus vier Grundbotschaften:

1) Schildern, was objektiv geschehen ist
2) Was für Gefühle löst das in mir aus?
3) Mein Bedürfnis ist …
4) Deshalb *bitte* ich dich um …

Das Erfolgsgeheimnis dieser Methode ist, dass man erstens über sich selbst spricht, statt über den anderen, zweitens über seine Gefühle und Bedürfnisse und drittens eine Bitte statt einer Forderung äußert. Das Gegenteil davon würde sich so gestalten, dass man nur über den anderen redet: was *er* jetzt schon wieder falsch gemacht hat, dass *er* schuld daran ist, dass es einem schlecht geht, dass mit *ihm* etwas nicht stimmt und *er* sich gefälligst ändern soll. Genau das versteht Marshall Rosenberg unter *gewalttätiger Kommunikation*. Wenn Sie darüber nachdenken, werden Sie merken, dass wir alle diesen Kommunikationsstil nicht nur schon oft erlebt, sondern – schlimmer noch – oft genug auch selbst praktiziert haben.

Beim Austausch zwischen einem krebskranken Menschen und seinem Partner könnte gewaltfreie Kommunikation beispielsweise so aussehen:

1) »*Wenn ich sehe, wie du trotz der Chemotherapie weiter so viel arbeitest,*
2) *habe ich wirklich Angst, dass du nicht genügend auf dich achtgibst.*
3) *Mein Bedürfnis ist, dass du wieder gesund wirst und wir noch lange miteinander durchs Leben gehen können.*
4) *Deshalb bitte ich dich: Schone dich doch etwas mehr!*«

Oder:

1) »*Wenn du immer nur optimistisch über deine Krankheit sprichst, wenn ich im Raum bin, und ich sehe, wie du weinst, wenn du meinst, es sähe keiner,*
2) *fühle ich mich ganz hilflos.*
3) *Denn es ist mein Bedürfnis, dass wir auch unsere Sorgen und Ängste miteinander teilen können.*
4) *Deshalb bitte ich dich: Lass mich auch an deinen schweren Momenten teilhaben!*«

Oder:

1) *»Die Tatsache, dass du immer so abweisend auf mich wirkst, wenn du von dieser Therapeutin/Psychoonkologin kommst,*
2) *macht mir Angst, dass sie dich gegen mich aufhetzt, und ich fühle mich ausgeschlossen.*
3) *Mein Bedürfnis ist es, dass ich mitbekomme, was in dir vorgeht.*
4) *Deshalb bitte ich dich: Erzähle mir doch, was ihr miteinander beredet.«*

Die Herausforderung besteht u. a. darin, dass man sich bemühen muss, bei der Schilderung, was geschehen ist, möglichst bei dem zu bleiben, was mit Augen und Ohren wahrnehmbar ist, und sich nicht in Deutungen und Interpretationen zu ergehen. So ist zum Beispiel *»Du bist verzweifelt«* eine Interpretation, aber *»Du weinst«* eine objektive Beobachtung. Es fällt uns viel leichter, darauf einzugehen, wenn der andere eine Beobachtung schildert, als wenn er etwas in uns hineindeutet. Das hat keiner gern – man wird dann entweder sauer oder nimmt eine Abwehrhaltung ein: *»Ich bin überhaupt nicht traurig – das bildest du dir nur ein!«*

Klar ist auch, dass jeder Mensch eher bereit ist, eine Bitte zu erfüllen als eine Forderung – zumal, wenn sie von einem geliebten Menschen geäußert wird. Mehr zur *gewaltfreien Kommunikation* finden Sie im Literaturverzeichnis.

Rettet die Zärtlichkeit!

Let's talk about Sex. Ein heikles Kapitel! Gleichwohl ist es eines, das ausgesprochen häufig die Partnerschaft von Krebspatienten belastet, und ganz sicher eines von denen, die sich durch Schweigen nicht von selber lösen! Eine Krebsdiagnose hat oft Auswirkungen auf das Sexualleben der Betroffenen. Sei es, dass man unter dem Diagnoseschock keine Lust empfindet, sei es, dass man unter den

Nebenwirkungen einer Chemotherapie leidet oder sich aufgrund von sichtbaren Operationsfolgen »verstümmelt« und nicht mehr attraktiv findet: Oft zieht sich der Betroffene zumindest vorübergehend vom Partner zurück. Manchmal ist es aber auch der Partner, der sich entzieht. Er ist sich unsicher, ob er sich und seine Lust dem anderen in dieser Situation »zumuten« darf, ob er ihn verletzen könnte. Manche haben Berührungsängste und wissen nicht, wie sie mit diesem Thema umgehen sollen. Und auch hier hilft nur eines: nämlich reden! Auch wenn es ganz sicher nicht leichtfällt. Aber, wie schon gesagt: Schweigen hat noch *kein* Problem gelöst. Auch in diesem Fall mag die »Übung der drei Dinge« gute Dienste leisten, ebenso wie die gewaltfreie Kommunikation. Und eines ist doch hoffentlich klar: Gerade im Fall existenzieller Bedrohung können Berührung, Zärtlichkeit und Sexualität wunderbare und machtvolle Hilfsmittel sein, um die Situation auch als Paar heil zu überstehen. Und so sehr ich auch für's Miteinanderreden plädiere: Manchmal können körperliche Nähe, Zärtlichkeit und guter Sex mehr bewirken, als jedes noch so gut gewählte Wort! Also: nur Mut!

Gespräche über Sterben und Tod

Obwohl ich der festen Überzeugung bin, dass eine Krebsdiagnose noch lange nicht das Ende bedeuten muss, so ist doch eines gewiss: Jeder von uns wird eines Tages sterben, wenn seine Zeit gekommen ist. Aus diesem Grunde ist es ziemlich unverständlich, dass Sterben und Tod in unserer Gesellschaft so tabuisiert sind. Und wenngleich eine Krebserkrankung eben nicht unbedingt bedeuten muss, dass das Ende naht, so konfrontiert sie uns doch mit dem Tod, den die meisten von uns bis zu diesem Zeitpunkt vielleicht eher verdrängt haben. Und so sehe ich diese Konfrontation als eine gute Gelegenheit, sich auf das Thema einzulassen, das doch ohnehin unvermeidbar ist. Also lade ich

Sie wiederum ein, mit Ihrem Partner das offene Gespräch zu suchen.

- *»Was bedeutet der Tod für mich?«*
- *»Wie möchte ich sterben? Und wie nicht?«*
- *»Wie ist meine Einstellung zur Sterbehilfe?«*
- *»Was ist meine Vorstellung von einem Leben nach dem Tod?«*
- *»Was möchte ich erledigt wissen, damit ich in Frieden gehen kann?«*
- *»Gibt es Dinge oder Menschen, wo ich noch etwas klären muss?«*
- *»Was geschieht mit dir, wenn ich gehen muss?«*

Alle diese Fragen sind naheliegend – und doch ist es so schwer, darüber zu reden! Manche schaffen es nicht, anderen ist es ein großes Anliegen, wieder andere brauchen erst mal Zeit, bevor sie sich auf dieses Thema einlassen können. Jede dieser Haltungen ist verständlich und legitim.

Mein Rat: Sprechen Sie das Thema in einer ruhigen Stunde an und signalisieren Sie Gesprächsbereitschaft, damit einfach klar ist: Für mich ist es kein Tabu, über Sterben und Tod zu reden. Und dann warten Sie ab, wie der andere darauf reagiert. Falls er nicht darüber reden mag, respektieren Sie dies – und bringen es nach einiger Zeit wieder vorsichtig aufs Tablett. Einverstanden?

Ich möchte Sie abschließend noch auf eine Tatsache hinweisen, die ich in der Arbeit mit Krebspatienten gelernt habe: Bei sehr wenigen Gelegenheiten im Leben trifft man in seiner Umgebung auf ein so hohes Maß an Verständnis, Toleranz und Bereitschaft zur nahezu bedingungslosen Rücksichtnahme wie anlässlich einer Krebserkrankung!

Wenn Sie diese Chance nutzen, um ein paar Dinge in Ihrem Leben zu ändern, die Ihnen wirklich wichtig sind, dann kann es gut sein, dass Sie schließlich zu jener keineswegs kleinen Patientengruppe gehören, die mir Jahre nach ihrer Erkrankung sagen:

> *»Unterm Strich hat mir die Krankheit mehr gebracht als genommen!«*

11 Palliativmedizin

Die meisten Menschen denken bei dem Begriff Palliativmedizin an hoffnungslose Fälle und Sterbehilfe. Doch das ist ein großer Irrtum! Im Fokus der Palliativmedizin steht nämlich keineswegs das Leiden oder der Tod, sondern genau das Gegenteil, nämlich Lebensqualität!

Vor wenigen Jahren fiel mir das Buch *Über das Sterben* von Gian Domenico Borasio, einem der führenden Palliativmediziner im deutschsprachigen Raum, in die Hände, welches ich nicht nur Krebspatienten, sondern jedem wärmstens ans Herz legen möchte. Selten habe ich ein Medizin-Buch gelesen, was von einem derart warmherzigen, zutiefst humanistischen Geist geprägt ist und gleichzeitig so viel Hoffnung gibt. Zu meinem großen Erstaunen handelt das Buch entgegen seinem Titel weniger vom Sterben, als vielmehr vom Leben, von Lebensfreude, Lebensqualität und Lebenssinn. Durch diesen Geist inspiriert habe ich mich in den letzten Jahren intensiv mit Palliativmedizin beschäftigt und weitergebildet. In diesem Kapitel werde ich erklären, was Palliativmedizin genau ist und weshalb ich sie überaus schätze.

Was genau ist Palliativmedizin?

Die Palliativmedizin richtet sich per definitionem an Menschen, die unheilbar erkrankt sind. Viele Patienten, die erfahren, dass Ihre Erkrankung »unheilbar« sei, setzen das mit einer Art Todesurteil gleich. Das ist es aber mitnichten! Der Begriff »unheilbar« spiegelt lediglich eine empirisch-statistische Befundinterpretation wider, die besagt, dass unter Berücksichtigung der individuellen Gegebenheiten im vorliegenden Fall eine vollständige Heilung nicht zu erwarten ist. Und wie immer ist diese Einschätzung nicht als absolute Wahrheit zu verstehen.

Denn es gibt zahllose Berichte, dass Patienten, die von der Medizin als unheilbar betrachtet wurden, trotzdem geheilt wurden. Ich wiederhole nochmals: Die Ärzte mögen viel über die Erkrankung wissen, was das Schicksal jedoch mit dem einzelnen Kranken vorhat, das kann keiner im Voraus genau wissen. Ich würde Ärzten deshalb empfehlen, den Begriff »unheilbar« wegen seines verheerenden Effekts auf die Psyche der Patienten möglichst komplett aus ihrem Vokabular zu streichen!

Dennoch muss man akzeptieren, dass es sich bei einem Fall, der von den Onkologen als unheilbar eingeschätzt wird, um eine wirklich ernste Situation handelt. Wenn man davon ausgeht, dass eine vollständige Heilung nach wissenschaftlich-statistischen Kriterien also nicht mehr möglich erscheint, fokussiert die Palliativmedizin vor allem auf eines, und das ist Lebensqualität! Und genau das ist es, was sie für mich so attraktiv macht. Der Schulmedizin sagt man ja nach, dass sie sich teilweise so sehr auf die wissenschaftlichen Aspekte einer Erkrankung und deren Therapie ausrichtet, dass sie die Patienten dahinter völlig aus den Augen verliert.

Die Palliativmedizin geht genau den umgekehrten Weg: Hier stehen der Patient und seine Lebensqualität im Fokus, und alle medizinischen Maßnahmen müssen sich diesem vorrangigen Ziel unterordnen.

Deshalb ist die Palliativmedizin ganz eindeutig eine Hilfe zum (guten) Leben und nicht vorrangig Sterbehilfe.

Vielleicht überrascht es Sie: Die Palliativmediziner lehnen Sterbehilfe sogar ausdrücklich ab, weil sie mit gutem Grund die Auffassung vertreten, dass ein Mensch, der palliativmedizinisch gut versorgt ist, bis zum Schluss eine so gute Lebensqualität hat, dass der Wunsch nach einer aktiven Beendigung des Lebens – sprich Leidens – gar nicht erst aufkommt!

Palliativmedizinische Maßnahmen beinhalten Aspekte wie:

- Information und Einbindung des Patienten in alle therapeutischen Entscheidungen, damit dieser jederzeit selbstbestimmt Herr des Geschehens bleibt
- psychosoziale Betreuung der Patienten und ihrer Angehörigen
- Maßnahmen zur Verhinderung von Angst, Depression und sonstigen psychischen Belastungen
- spirituelle Begleitung
- Maßnahmen zur Tumorbegrenzung und Symptomlinderung, als da wären:
  - palliative Chemotherapie und/oder Bestrahlung
  - Ernährung
  - Bewegung
  - Schmerztherapie
  - Verhinderung von Atemnot, Flüssigkeitsmangel, Verstopfung und weiteren belastenden Symptomen und Nebenwirkungen

Falls Sie also zur Palliativmedizin überwiesen werden, bedeutet dies keineswegs, dass Ihnen jetzt ein schweres Leiden bevorsteht, welches in Bälde mit einem qualvollen Tod enden wird. Vielmehr ist es so, dass Sie sich voller Hoffnung und Vertrauen möglichst bald in die Betreuung von Palliativmedizinern begeben sollten, die Ihnen hoffentlich noch Jahre voller Lebensqualität und Glück ermöglichen werden. Und schließlich besteht auch jetzt immer noch die Chance, die Krankheit zum Stillstand zu bringen.

Palliativmedizinische Abteilungen gibt es mittlerweile in fast jeder großen Klinik. Darüber hinaus gibt es inzwischen ein bundesweites Netzwerk von palliativmedizinisch ausgebildeten Ärzten, Krankenpflegern, Sozialarbeitern und Seelsorgern, die mit großem Engagement, Idealismus und viel Menschenliebe in sogenannten SAPVs (SAPV steht für »Spezialisierte Ambulante Palliativ-Versorgung«) zusammenarbeiten, wo sie ihre Patienten am Wohnort versorgen. Der Nutzen einer möglichst frühzeitigen Einbindung von SAPVs in die Betreuung sogenannter »unheilbarer« Krebspatienten besteht nachgewiesenermaßen in:

- Linderung von Belastung, Angst und Depression, die durch die Krebserkrankung bedingt sind
- weniger aggressive (Über-)Therapie und Fehlversorgung am Lebensende
- verlängerter Überlebenszeit bei
- guter Lebensqualität

Und am Lebensende gilt für palliativmedizinisch versorgte Patienten:

- Sie sterben eher zu Hause, bzw. dort, wo sie es wünschen.
- Sie haben ein würdigeres Sterben.
- Sie sterben friedlich ohne Not und Qual.
- In der letzten Lebensphase besteht in aller Regel eine sehr gute Zusammenarbeit zwischen Palliativmedizinern und Hospizen, falls ein Sterben zu Hause nicht möglich erscheint.

Zusammenfassung

Bei der Palliativmedizin handelt es sich um ein Fachgebiet, das auf Patienten spezialisiert ist, bei denen eine vollständige Heilung nach statistischen Kriterien nicht mehr zu erwarten ist.

In der Palliativmedizin steht vor allem die Lebensqualität der Betroffenen im Vordergrund. Menschen, die gut palliativmedizinisch versorgt sind, können unter Umständen trotz ihrer Erkrankung noch viele Jahre bei bester Lebensqualität verbringen.

Und wenn sich ein Leben dem Ende zuneigt, kann die Palliativmedizin ein friedliches, würdiges Einschlafen ohne Angst und Not gewährleisten.

Palliativmedizin wird in speziellen Abteilungen in Krankenhäusern, vor allem aber auch am Wohnort durch sogenannte SAPV-Teams gewährleistet. Wenn ein Patient als »Palliativfall« gilt, ist es sehr ratsam, möglichst frühzeitig Palliativmediziner in die weitere Behandlung einzubinden.

12 Fragen am Ende des Lebens

»How fragile we are!« (Sting)

Bei allen positiven, Mut machenden und hoffnungsvollen Aspekten, welche die moderne Krebsmedizin uns heute bietet, lässt sich nicht leugnen, dass Krebs weiterhin eine lebensbedrohliche Erkrankung darstellt und dass Menschen daran sterben werden. Das bedeutet, wir können uns vor diesem Thema nicht drücken, sondern müssen darüber reden.

Dieses Buch bietet nicht genügend Raum, um alle Aspekte von Tod und Sterben umfassend abzuhandeln. Ich muss mich deshalb darauf beschränken, ein paar Hinweise und Denkanstöße zu geben.

Jedem Menschen ist klar, dass er/sie eines Tages sterben wird. Nur schieben die meisten von uns diese Tatsache von sich weg, weil es Angst macht und (vermeintlich) noch in weiter Zukunft liegt.

Durch eine Krebsdiagnose wird man jedoch von einem Moment auf den anderen mit der Möglichkeit des eigenen Todes konfrontiert. So schockierend das sein mag, so kann es dennoch auch heilsame Aspekte haben. Dies wird vor allem dann deutlich, wenn die Konfrontation mit dem eigenen Sterben und Tod uns vor Augen hält, wie limitiert und kostbar dieses Leben ist, und uns wachrüttelt, damit wir die uns verbleibende Zeit – wie kurz oder lang sie auch immer sein mag – mit möglichst viel Sinn und Freude zu füllen. Die Lage ist ernst, aber nicht hoffnungslos!

Ein Schüler fragte seinen Meister:

»Meister, sag mir: Was ist das Wertvollste im Leben?«

> Der Meister antwortete:
>
> »Das Wertvollste im Leben ist die Hoffnung. Denn sie verlässt uns zuletzt!«

Wenn die Ärzte einem Patienten sagen, dass er nur noch kurze Zeit zu leben hat, dann haben sie aus medizinischer Sicht höchstwahrscheinlich guten Grund dazu, und man muss davon ausgehen, dass die Lage wirklich ernst ist.

Gleichwohl, das habe ich schon mehrfach betont, kann keiner wissen, was das Schicksal mit dem Einzelnen vor hat. Jeder von uns kennt Krankheitsverläufe, die eine völlig überraschende und unerwartete Wende genommen haben. Wenn daher jemand mit einer düsteren Prognose versehen wird, so bedeutet dies einerseits sicher, dass er sich mit dem Ernst der Situation auseinandersetzen muss. Gleichzeitig, so denke ich, sollte man aber auch nie die Möglichkeit der unerwarteten Wendung zum Guten ausschließen, sprich: Man sollte nie die Hoffnung aufgeben. Denn wer die Hoffnung aufgibt, gibt sich selbst auf! Und das hat Folgen für Körper, Geist und Seele, wie ich bereits beim Thema »Psycho-Neuro-Immunologie« ausgeführt habe.

Erinnern Sie sich noch an den Satz von Carl Simonton?

> »Wenn der Ausgang einer Sache unklar ist, ist es nie verkehrt, Hoffnung zu haben!«

Und an meine Überzeugung:[2]

»Heilung ist möglich, solange ein Mensch am Leben ist!«

Ein beeindruckendes Beispiel für eine Wunderheilung im buchstäblich letzten Moment besteht im Schicksal von Anita Moorjani, die schwerst krebskrank im Sterbebett lag. Die Ärzte prophezeiten ihren Angehörigen, dass sie die kommende Nacht

2 Copyright: Dr. Lutz Wesel, 2016

sehr wahrscheinlich nicht überleben würde. Tief im Koma liegend machte sie eine sogenannte Nahtoderfahrung, erwachte daraufhin zu aller Erstaunen und fand innerhalb kürzester Zeit zu völliger Gesundheit zurück. Heute hält sie weltweit Vorträge, in denen sie über ihre Erfahrung berichtet und Menschen mit schweren Erkrankungen Hoffnung macht. Sie hat darüber auch ein Buch geschrieben und ist mit zahllosen Vorträgen auf *Youtube* zu finden. Ähnliches ist dem Neurochirurgen Dr. Eben Alexander widerfahren, worüber er in seinem Buch *Blick in die Ewigkeit* berichtet.

Nehmen Sie Kontakt zur Palliativmedizin auf.

Allerspätestens jetzt wird es höchste Zeit, Palliativmediziner in die weitere Behandlung und Betreuung einzubeziehen! Denn diese verfügen über das nötige Wissen und die Fertigkeiten, um Menschen in der letzten Phase ihres Lebens – wie lange auch immer sie dauern mag – so zu versorgen, dass sie keine Angst vor schwerem Leiden, Schmerzen und qualvollem Sterben haben müssen, sondern diese Zeit bis zuletzt in bestmöglicher Lebensqualität verbringen können.

Und wenn es einmal so weit ist, kann die Palliativmedizin, möglicherweise in Kooperation mit einem Hospiz, für ein würdevolles, friedliches Sterben sorgen (mehr hierzu in dem Kapitel 11 »Palliativmedizin«).

Patientenverfügung und Vorsorgevollmacht

Ebenfalls dringend geboten ist es (spätestens) in dieser Krankheits- und Lebensphase, seine Angelegenheiten in medizinischer, wirtschaftlicher und juristischer Hinsicht zu regeln. Hierzu sind vor allem folgende Dokumente unverzichtbar:

Patientenverfügung

In einer Patientenverfügung können Sie festlegen, welche medizinischen Maßnahmen bei bestimmten Sachverhalten zu tun oder eben auch zu lassen sind. Sie können beispielsweise verfügen, dass im Falle eines Wachkomas sämtliche lebensverlängernden Maßnahmen zu unterlassen sind oder dass Sie keine Reanimation wünschen, wenn keine realistische Aussicht auf Besserung mehr besteht. Liegt in einem solchen Fall *kein* schriftlich formulierter Patientenwille vor, so sind Ärzte verpflichtet, alles in ihrer Macht Stehende zu tun, um ein Leben zu erhalten, welches der betroffene unter Umständen gar nicht mehr als lebenswert empfindet. Umgekehrt sind die Ärzte an eine vorliegende Patientenverfügung gebunden und müssen diese bei ihren therapeutischen Entscheidungen als expliziten Patientenwillen berücksichtigen.

Vorsorgevollmacht

Mit einer Vorsorgevollmacht kann man regeln, wer einen bei wirtschaftlichen, geschäftlichen, juristischen oder medizinischen Fragestellungen und Entscheidungen vertreten soll, wenn man hierzu aus medizinischen Gründen vorübergehend oder dauerhaft nicht selbst in der Lage sein sollte. Damit ist im Fall der Fälle gewährleistet, dass eine Person unseres Vertrauens unsere Interessen vertritt, und nicht etwa irgendein amtlich bestellter Betreuer. Ein persönlicher Vertrauter – wie Partner, Geschwister usw. – wird die notwendigen Entscheidungen sicher eher in unserem Sinne treffen als ein Fremder, der dies nach rein sachlichen oder juristischen Aspekten tun muss.

Patientenverfügung und Vorsorgevollmacht erstellt man am besten mit der Hilfe eines Rechtsanwalts oder Notars. Es gibt aber auch vorgefertigte Formulare zum Download im Internet, die Sie nach Ihren individuellen Ansichten und Bedürfnissen anpassen können.

Testament

Für den Fall, dass Sie etwas zu vererben haben und sicherstellen wollen, dass es nach Ihrem Ableben in die richtigen Hände kommt, sollten Sie ein Testament machen. Das kann im einfachsten Fall eine kurze handschriftliche Notiz sein, in der Sie festlegen, wer was bekommt. Oder Sie erstellen gemeinsam mit einem Rechtsanwalt und ggf. Notar ein ausführliches Dokument, in dem Sie Ihren Nachlass im Einzelnen verteilen und womöglich einen Testamentsvollstrecker bestimmen.

Falls Sie das nicht tun, geht Ihr Nachlass in die gesetzliche Erbfolge, unter Umständen profitieren dann Menschen davon, die Sie überhaupt nicht beschenken wollten.

Wichtige Fragen

Wenn es Anzeichen dafür gibt, dass die noch verbleibende Zeit bemessen ist, haben viele Patienten das Bedürfnis, dafür zu sorgen, dass sie im Frieden mit sich, den Menschen, Gott und der Welt gehen können. Manch einer möchte vielleicht auch noch einmal Rückschau auf sein Leben halten. Wieder andere wollen eine Art Bilanz ziehen und überlegen, was von ihnen bleiben soll.

Hier mögen z. B. folgende Fragen hilfreich sein:

- Welche Zeiten in meinem Leben sind mir in besonderer Erinnerung?
- Welche Menschen in meinem Leben sind für mich besonders bedeutsam?
- Welche Ereignisse in meinem Leben waren für mich ganz besonders wichtig und prägend?
- In welchen Phasen meines Lebens habe ich mich besonders vital gefühlt?

- Gibt es bestimmte Dinge, die meine Familie über mich wissen sollte?
- Wofür und als was für eine Person möchte ich in Erinnerung bleiben?
- Welchen wichtigen Aufgaben habe ich mich in meinem Leben gewidmet?
- Welche Ziele habe ich erreicht?
- Auf welche meiner Leistungen bin ich besonders stolz?
- Gibt es Dinge, die ich mit Angehörigen oder nahestehenden Menschen noch an- bzw. aussprechen möchte? Dinge, die ich ihnen gerne noch einmal sagen möchte?
- Gibt es etwas Besonderes, das ich meiner Familie über mich mitteilen will?
- Gibt es bestimmte Dinge, die meine Familie von mir in Erinnerung behalten soll?
- Was sind meine Hoffnungen und Träume für die Menschen, die mir am Herzen liegen?
- Was hat mich das Leben gelehrt, was ich gerne an andere weitergeben möchte?
- Welchen Rat oder Worte, die meinem Sohn/Ehemann/Partner/meiner Tochter/Ehefrau/Partnerin/meinen Eltern/anderen Menschen Orientierung geben könnten, würde ich gerne an sie weitergeben?
- Gibt es jemanden, mit dem ich noch etwas zu klären habe, z. B. jemanden, den ich um Vergebung bitten möchte oder dem ich vergeben möchte?
- Gibt es irgendetwas, das ich noch zu Ende bringen möchte, um in Frieden gehen zu können?

Viele dieser Fragen sind inspiriert durch das Konzept der »Würdezentrierten Therapie«, der »Dignity Therapy« nach Harvey Max (Chochinov, Kanada; s. Internetadressen am Ende des Buchs).

Selbstbestimmt Sterben

Für die meisten von uns ist es ein großes Bedürfnis, bis zum Lebensende selbstbestimmt zu bleiben. Wir möchten darauf Einfluss nehmen können, *wie* wir sterben. Und dies bedeutet viel mehr, als über Dinge wie Sterbehilfe oder Hilfe zum Suizid nachzudenken, nach denen übrigens nur ein erstaunlich geringer Teil von Schwerkranken und Sterbenden strebt. Die meisten sehnen sich vielmehr danach, dass auch in der letzten Phase des Lebens die eigenen Vorstellungen, Werte, Sehnsüchte und Ängste Gehör und Berücksichtigung finden und dass mitfühlende und gut ausgebildete Menschen dafür sorgen, dass sie nicht leiden müssen.

Sie wollen würdevoll und autonom leben und sterben sowie (mit)bestimmen dürfen, was wann und wo mit ihnen geschieht – und was nicht. Das mag im Einzelfall bis zu dem Wunsch nach Sterbehilfe reichen, kann aber auch völlig andere Bedürfnisse beinhalten.

Selbst bestimmt sterben, so lautet der Titel eines Buchs des Schweizer Palliativmediziners Gian Domenico Borasio, in welchem er auf seine wunderbar einfühlsame Weise aus seiner langen Erfahrung in der Begleitung schwerkranker und sterbender Menschen berichtet. Er liefert konkrete, pragmatische Informationen darüber, was selbstbestimmtes Sterben bedeutet, was uns daran hindert und wie wir es erreichen können.

Spiritualität

Sind Sie im weitesten Sinne ein gläubiger Mensch?

Wenn ja, dann werden Sie vermutlich nicht zu denen gehören, die davon ausgehen, dass in dem Moment, wo ihr Herz aufhört zu schlagen, alles zu Ende sei: »*Das wars dann und fertig!*«

Möglicherweise suchen Sie eher Antworten auf Fragen wie:

- *Wer bin ich?*
- *Wer war ich, bevor ich geboren wurde?*
- *Wer werde ich sein, wenn ich gestorben bin?*
- *Wo kommt das Leben her – und wo geht es hin?*

Wenn Sie sich schon länger mit solchen spirituellen Fragen beschäftigen, dann vermute ich oder will es Ihnen zumindest wünschen, dass der Gedanke an Sterben und Tod für Sie seinen Schrecken womöglich bereits verloren hat und dass Sie imstande sind, sich gelassen, hoffnungsvoll und demütig in Ihr Schicksal zu fügen. Vielleicht erwägen Sie auch, ob Sie sich in Fragen von Glauben und Spiritualität Gesprächspartner suchen, die Ihnen helfen, den Tatsachen ruhig und gelassen ins Gesicht zu schauen. Dies kann ein Geistlicher sein, wenn Sie einer Glaubensgemeinschaft angehören, Ihre Partnerin oder Ihr Partner oder ein vertrauter Freund/Freundin.

Unter Umständen kann das auch ein Arzt sein, zu dem Sie ein besonders Vertrauensverhältnis haben. Falls Ihnen niemand einfallen sollte, mit dem Sie darüber reden können, gibt es bundesweit die Telefonseelsorge, die rund ums Jahr 24 Stunden am Tag Menschen in Not kostenfrei Gespräche anbietet, auf Wunsch auch anonym (www.telefonseelsorge.de). Seit einigen Jahren gibt es speziell für die Fragen und Nöte von Menschen in lebensbedrohlichen Situationen auch das Konzept der »Spiritual Care«, eine wissenschaftliche Disziplin an der Grenze zwischen Medizin, Theologie und Krankenhausseelsorge. An der Universität München gibt es dafür sogar einen Lehrstuhl. Hier entwickelt sich augenscheinlich ein sehr attraktives Angebot für Menschen, die mit dem Tod konfrontiert sind.

Was mich anbelangt, so würde ich mich als einen gläubigen Menschen bezeichnen, der aber keiner Konfession oder Kirche angehört. Mich spricht u. a. die Sichtweise des Benediktinermönchs und Zen-Meisters Willigis Jäger sehr an, dem es gelungen ist, eine wunderbare Brücke zwischen christlicher Mystik und Zen-Buddhismus zu schlagen.

Seine Antworten auf die Frage nach unserer wahren Identität würden vermutlich lauten:

- Wir sind keine menschlichen Wesen, die eine spirituelle Erfahrung machen – sondern spirituelle Wesen, die eine menschliche Erfahrung machen.
- Was wir zutiefst sind, wurde nie geboren – und kann niemals sterben.
- Wenn Gott nicht in mir ist – wo ist er dann?

In meinen Augen geht es beim Sterben vor allem um eines, und das ist loszulassen: von diesem Leben, diesem Körper, dieser Existenz, diesem Ich. Aber so, wie die Welle wieder im Meer versinkt, von dem sie niemals getrennt war – sondern immer ein untrennbarer Teil vom Ganzen in seiner individuellen Ausprägung –, so versinkt unser persönliches Leben eines Tages wieder in den Urgrund des Seins. So verstehe ich mein Sterben nicht als das Ende, sondern ein Heimkehren.

Als Arzt hatte ich im Laufe der Jahre das große Privileg, an beiden Toren des Lebens tätig zu sein. Ich habe als Geburtshelfer viele Kinder auf die Welt gebracht und später als Hausarzt viele sterbende Menschen bis zum letzten Moment begleitet. Manche sind buchstäblich in meinen Armen gestorben. Beides waren unglaublich dichte Erfahrungen, die ich sehr bewusst voller Ehrfurcht erlebt habe. Und erfreulicherweise kann ich sagen, dass die meisten Geburten ebenso wie die meisten Todesfälle große Momente von Würde und Frieden waren. Für viele Sterbende hatte sich das Leben einfach erfüllt und alles war gut. Ich glaube, wenn es uns gelingt loszulassen und wir gute, menschliche, sachkundige Begleiter haben, dann gibt es nichts zu befürchten.

Checkliste

Im Folgenden will ich alle wichtigen Aspekte stichwortartig in einer Art Checkliste zusammenfassen, damit Sie sicherstellen können, dass alles optimal geregelt ist.

- Haben Sie einen Hausarzt Ihres Vertrauens, der Sie durch die ganze Prozedur begleiten wird? Bitte sorgen Sie bei jedem Termin bei anderen Ärzten und bei jedem Krankenhausaufenthalt dafür, dass der Hausarzt eine Kopie des Arztbriefes bekommt, damit sämtliche Befunde an einer Stelle zusammenlaufen und von dort aus koordiniert werden können. Bitte sprechen Sie jeden Schritt mit diesem Vertrauensarzt ab. Sagen Sie es ihm/ihr auch, wenn Sie Bedenken gegen bestimmte Vorgehensweisen haben, bestimmte Medikamente nicht nehmen (können oder wollen) oder wenn Sie andere Behandler (z. B. Heilpraktiker) hinzuziehen.
- Legen Sie sich selbst einen Ordner an, in dem Sie sämtliche Befunde und Arztbriefe chronologisch abheften, die sich im Verlauf Ihrer Erkrankung angesammelt haben. Sorgen Sie deshalb von Anfang an konsequent dafür, dass man Ihnen von jeder Untersuchung, Therapie und jedem Krankenhausaufenthalt etc. eine Kopie des Berichts aushändigt. Falls sich jemand ziert, die Befunde »herauszurücken«, bestehen Sie einfach darauf und lassen nicht locker: Sie haben ein Recht auf Ihre Daten! Solch ein Ordner ist sehr hilfreich – beispielsweise, wenn Sie einen weiteren Arzt für eine Zweitmeinung hinzuziehen wollen. In diesen Ordner gehört auch eine Auflistung aller Ihrer Vorerkrankungen, Operationen, Unfälle und Medikamente, die Sie regelmäßig einnehmen (inklusive frei verkäuflicher Vitaminpräparate etc.) sowie – ganz wichtig! – Allergien und

Unverträglichkeiten, falls Sie welche haben. Auch der Impfpass schadet nicht.

- Ich bitte Sie inständig darum, auf das wilde »Drauflos-Googeln« Ihrer Diagnose zu verzichten! Die Recherche von medizinischen Sachverhalten im Internet durch Laien führt praktisch ausnahmslos zu völliger Verwirrung, Verunsicherung und Verängstigung. Stillen Sie Ihr berechtigtes Informationsbedürfnis im persönlichen Gespräch mit einem Arzt Ihres Vertrauens oder mit Beratern von Selbsthilfegruppen für die jeweilige Erkrankung.
- Eine schwere Erkrankung wie Krebs fällt ohne Zweifel in die Zuständigkeit der Schulmedizin. Dazu gibt es keine Alternative! Keine einzige alternativmedizinische Methode hat bislang einen Beweis ihrer Wirksamkeit gegen Krebs erbringen können. Gleichwohl können viele Naturheilverfahren sehr segensreiche Wirkungen zur Linderung von Beschwerden und Nebenwirkungen der Schulmedizin haben und einen wertvollen Dienst zur Ergänzung der Therapie und zum Wiederaufbau Ihrer Gesundheit leisten. Bitte fallen Sie nicht auf Scharlatane herein, die Ihnen Heilversprechen mit Alternativmethoden machen.
- Haben Sie Vertrauen in Ihre behandelnden Ärzte und Ärztinnen?

  Wenn nicht, müssen Sie so lange suchen, bis Sie welche gefunden haben, denen Sie vertrauen.

  Falls es im Moment keine Alternativen gibt, dann sorgen Sie dafür, dass Sie Ihre Psyche schützen, indem Sie eine gesunde Distanz zu den betreffenden Behandlern wahren und die Kommunikation auf das sachlich Notwendige beschränken.
- Ist sichergestellt, dass Sie von Ärzten bzw. in Kliniken behandelt werden, die über genügend Erfahrung in der Behandlung Ihrer Erkrankung verfügen? Die nächste Klinik muss nicht unbedingt die beste sein.
- Sind Sie gut aufgeklärt? Haben Sie das Gefühl, dass Sie alle Informationen bekommen haben, die Sie benötigen? Sie soll-

ten möglichst gut informiert in die Therapie gehen und nicht das Gefühl haben, eine Wundertüte zu bekommen. Falls Sie allerdings eher zu den Menschen gehören, die sich am liebsten überhaupt nicht mit der Sache beschäftigen wollen, dann ist auch das in Ordnung und Ihr gutes Recht. Das sollten Sie den behandelnden Ärzten aber auch sagen und sicherstellen, dass Sie diesen vertrauen können.

- ○ Nehmen Sie zu jedem (ausführlichen) Gespräch über Befunde, Diagnosen und Therapien eine Ihnen nahestehende Vertrauensperson mit. Bereiten Sie sich sorgfältig auf Arztgespräche vor. Schreiben Sie die Fragen auf, die Sie geklärt haben wollen. Machen Sie (und/oder Ihre Vertrauensperson) sich während des Arztgesprächs Notizen über das, was gesagt wird. Eventuell können Sie auch die Ärzte bitten, die wichtigen Fakten kurz und laienverständlich schriftlich zusammenzufassen.
- ○ Stimmt die Diagnose? Falls Sie nicht überzeugt sind, holen Sie eine Zweitmeinung bei einem anderen Spezialisten für Krebserkrankungen ein. Nehmen Sie hierfür Ihren Ordner mit den Befunden, Arztbriefen, Röntgenaufnahmen etc. mit, damit der Zweitarzt Einsicht nehmen kann.
- ○ Ist die vorgeschlagene Therapie die richtige? Ist die Therapie auf Ihre Diagnose, das Stadium Ihrer Erkrankung maßgeschneidert? Berücksichtigt sie Ihre persönlichen Vorstellungen, Wünsche, Sorgen und Ängste? Auch hierzu kann es sinnvoll sein, den Arzt Ihres Vertrauens zu befragen und/oder die Zweitmeinung eines Spezialisten einzuholen.
- ○ Ziehen Sie möglichst umgehend einen Facharzt für Palliativmedizin hinzu, falls Ihre Krankheit für »unheilbar« erklärt worden ist.
- ○ Haben Sie eine Patientenverfügung, eine Vorsorgevollmacht und ein Testament gemacht?

Dank

Als Erstes möchte ich meinen Ärzten danken, die mich so überaus fürsorglich und kompetent über meine Krebserkrankung begleitet haben: Dr. Lutz Dürrschnabel, Professor Dr. Wolfgang Draf und Professor Dr. Jürgen Debus. Ohne sie und ihre ärztliche Kunst wäre ich heute ohne jeden Zweifel nicht mehr am Leben. Meine liebe Frau hat mir eben nicht nur in guten Tagen, sondern auch in den schweren des Krebses liebevoll und treu zur Seite gestanden, was unsere Beziehung auf eine völlig neue Ebene befördert hat (wieder so ein Beispiel für mein Zitat: »Unterm Strich hat mir die Erkrankung mehr gegeben als genommen«). Viele liebe Freunde haben uns liebevoll und fürsorglich durch diese schwere Zeit begleitet, was mir immer das gute Gefühl gab, wie sehr es sich doch lohnt zu leben. Unser gesamtes Praxisteam hat auf eine derartig warmherzige und mitfühlende Weise reagiert, dass wir auf wohltuende Weise spüren konnten, wie sehr wir im Laufe der Jahre nicht nur auf professioneller, sondern auch auf menschlicher Ebene zusammengewachsen sind.

Danken möchte ich schließlich dem Team vom Carl-Auer Verlag, das mich nun schon zum zweiten Mal als Autor auf eine ganz besonders nette Weise betreut und mir die Möglichkeit eröffnete, dieses Buch zu schreiben, das mir so sehr am Herzen liegt.

Lutz Wesel

Serviceteil

Nachfolgend finden Sie eine Auflistung von wichtigen und seriösen Informationsportalen im Internet, von Kliniken, Ärzten, Selbsthilfegruppen und Buchempfehlungen.

Informationsportale im Internet

Deutschland

Deutsche Krebshilfe

www.krebshilfe.de

Hier finden Sie umfangreiche, gut strukturierte Informationen zu nahezu jedem Thema rund um Krebserkrankungen.

Auch können Sie dort zahlreiche Broschüren (»Die blauen Ratgeber«), DVDs und Hörbücher mit relevanten Informationen zu den diversen Krebsarten und den damit verbundenen Themen kostenfrei (bzw. gegen eine freiwillige Spende) bestellen.

Außerdem gibt es dort ein umfassendes Verzeichnis von Adressen weiterer Informationsdienste zum Thema Krebs, Medizinischer Fachgesellschaften u. v. a. m.

Unter www.krebshilfe.de/informieren/ueber-krebs/lexikon/a/ finden Sie ein sehr gutes Lexikon medizinischer Fachbegriffe.

Unter der Telefonnummer 0800/80 70 88 77 können Sie sich kostenfrei persönlich beraten lassen.

Krebsinformationsdienst

www.krebsinformationsdienst.de

Auf der Homepage des Deutschen Krebsforschungszentrums gibt es viele gute Informationen für Patienten und Angehörige.

Deutsche Krebsgesellschaft

www.krebsgesellschaft.de/basis-informationen-krebs.html

Internetportal der Deutschen Krebsgesellschaft mit Basisinformationen zu über 40 Krebsarten und hilfreichen Hilfestellungen zum Leben mit der Erkrankung

Arbeitsgemeinschaft Gynäkologische Onkologie (AGO)

www.ago-online.de

Hier finden Sie auf der Patientenseite sehr hilfreiche Informationen, Ratgeber und Adressen für Patientinnen mit Brustkrebs und bösartigen Erkrankungen von Gebärmutter und Eierstöcken.

Deutsche Gesellschaft für Palliativmedizin

www.dgpalliativmedizin.de

Deutsche Palliativstiftung

www.palliativstiftung.de

Deutscher Hospiz- und Palliativ-Verband

www.dhpv.de

Würdezentrierte Therapie

www.patientenwuerde.de
www.dignityincare.ca

»Lebenswege – Forum für Krebspatienten und ihre Angehörigen«

www.lebenswege-forum.de

Diese Seite bietet zahlreiche Informationen und Broschüren zum Thema Leben mit Krebs.

Unterstützung für Kinder krebskranker Eltern

www.kinder-krebskranker-eltern.de

Stiftung Leben mit Krebs

www.stiftung-leben-mit-krebs.de

Informations- und Kommunikationsseiten für krebskranke Kinder und Jugendliche, ihre Geschwister und Familien

www.onkokids.de

Arbeitsgruppe Biologische Krebstherapie

www.agbkt.de

Telefonseelsorge

www.telefonseelsorge.de

Selbsthilfegruppen

www.krebsinformationsdienst.de/wegweiser/adressen/selbsthilfe.php

Hier gibt die Deutsche Krebshilfe Informationen zu Krebs-Selbsthilfegruppen und Patientenverbänden in ganz Deutschland.

www.frauenselbsthilfe.de

Die Frauenselbsthilfe nach Krebs ist eine der ältesten und größten Krebs-Selbsthilfeorganisationen in Deutschland. Sie richtet sich an alle, die an Krebs erkrankt sind – ob Frauen oder Männer – und auch an deren Angehörige.

www.selbsthilfe-interaktiv.de/externe_foren

Hier finden Sie eine Liste mit Adressen von Selbsthilfe-Internet-Foren.

www.krebsgesellschaft.de/onko-internetportal/basis-informationen-krebs/leben-mit-krebs/beratung-und-hilfe/selbsthilfe.html

www.nakos.de/adressen/

www.hksh-bonn.de

Komplementärmedizin

www.zaen.org

Zentralverband der Ärzte für Naturheilverfahren und Regulationsmedizin e. V.

Gesellschaft für biologische Krebsabwehr e. V. (GfbK)

www.biokrebs.de

Die GfbK ist ein gemeinnütziger Verein zur Unterstützung von Krebspatienten, Angehörigen und Therapeuten und informiert seit über 30 Jahren kostenlos und unabhängig über Möglichkeiten der »biologischen Therapie« bei Krebs.

Heilpraktiker

www.ddh-online.de

Dachverband Deutscher Heilpraktikerverbände DDH

Psychoonkologie

www.psyche-hilft-koerper.de

Diese Seite informiert darüber, wo psychoonkologische Hilfe zu bekommen ist.

Adressen von psychoonkologisch tätigen Therapeuten finden Sie unter:

www.krebsinformationsdienst.de/wegweiser/adressen/psychoonkologen.php

www.psycho-onkologie.net/startseite/

Dies ist ein psychoonkologisches Beratungsportal für Krebsbetroffene und deren Angehörige.

Psychosoziale Hilfe

www.pakt-aachen.de

PAKT e. V. in Aachen bietet Beratung und psychosoziale Hilfe bei ambulanter Krebstherapie.

Finanzielle und sozialrechtliche Fragen

Zu sozialrechtlichen Themen möchte ich gerne auf die Broschüre »Wegweiser zu Sozialleistungen« aus der Reihe »Die blauen Ratgeber« der Deutschen Krebshilfe verweisen.

www.krebshilfe.de/fileadmin/Downloads/PDFs/Blaue_Ratgeber/040_0106.pdf

Visualisieren

www.bochumergesundheitstraining.de/html/____patienten-kontakte.html

Beim Bochumer Gesundheitstraining geht es darum, in Entspannungsübungen innere Bilder zu entwickeln, wie der eigene Körper die Krebserkrankung besiegt

Geistiges Heilen

www.dgh-ev.de

Dachverband Geistiges Heilen E. V.

Zentren für Spiritualität im deutschsprachigen Raum: www.benediktushof-holzkirchen.de

www.benediktushof-holzkirchen.de/willigis-jaeger.html

Schweiz

Krebsliga Schweiz

https://www.krebsliga.ch

Leading Medicine Guide

Krebsspezialisten in Kliniken, Praxen und Zentren in der Schweiz findet man unter

http://www.leading-medicine-guide.ch/Krebs-Blut

Österreich

Österreichische Krebshilfe

https://www.krebshilfe.net

Krebs im Fokus

http://www.krebsimfokus.at

Krebs im Fokus ist die Plattform der österreichischen Medizinischen Onkologen für Patienten und Angehörige. Ziel ist es, zentrale Themen rund um Krebs zu vermitteln und fachspezifische Informationen von Spezialisten für Interessierte verständlich aufzubereiten.

Ärzte und Kliniken

Zertifizierte Kliniken

Zu jeder Krebsdiagnose finden Sie und Ihr Arzt Informationen unter www.oncomap.de.

Dort gibt es Adressen von mit dem jeweiligen Zentrum kooperierenden Palliativmedizinern, Psychoonkologen, Selbsthilfegruppen, Rehakliniken, Sozialdiensten und Seelsorgern (Sie müssen hierfür die Option »Fachrichtung« anklicken und dann im sich öffnenden Menü auswählen).

Onkologisches Spitzenzentrum in Ihrer Nähe

Berlin
Charité Comprehensive Cancer Center Universitätstumorzentrum
Tel.: 030/450 564 222 (Cancer-Hotline)
cccc@charite.de
cccc.charite.de

Dresden

Universitäts-Krebscentrum Dresden Universitätsklinikum Carl Gustav Carus Dresden

Tel.: 0351/458 4500 (Anmeldung)
info@krebscentrum.de
www.krebscentrum.de

Düsseldorf

Universitätstumorzentrum (UTZ) Düsseldorf Universitätsklinikum Düsseldorf

Tel.: 0211/81 082 00 (Info-Telefon)
UTA@med.uni-duesseldorf.de
www.uniklinik-duesseldorf.de/UTZ

Erlangen

Comprehensive Cancer Center Erlangen-Europäische Metropolregion Nürnberg (CCC Erlangen-EMN)

Tel.: 09131/85 470 29
ccc-direktion@uk-erlangen.de
www.ccc.uk-erlangen.de

Essen

Westdeutsches Tumorzentrum Essen (WTZ)

Tel.: 0201/723 1614
wtz@uk-essen.de
www.wtz-essen.de

Frankfurt am Main

Universitäres Centrum für Tumorerkrankungen – UTC Frankfurt

Tel.: 069/6301 87333 (Zentrale Informationshotline)
info-uct@kgu.de
www.uct-frankfurt.de

Freiburg
Tumorzentrum Freiburg – CCCF Universitätsklinikum Freiburg
Tel.: 0761/270 71510
tumorzentrum@uniklinik-freiburg.de
www.tumorzentrum-freiburg.de
Näheres unter: www.ccc-netzwerk.de

Weiße Liste

www.weisse-liste.de/de/

Die Seite liefert leicht verständliche Informationen zur Krankenhausqualität und soll Patienten dabei helfen, die richtige Klinik zu finden.

Focus Klinikliste

Unter pdf.focus.de/focus-klinikliste-2016.html finden Sie »Die große Klinikliste 2016« von FOCUS-GESUNDHEIT mit den 850 Top-Kliniken Deutschlands für Herzerkrankungen, Gelenke, Krebs, Alzheimer, Depression u. a. Sie erfahren außerdem, wie Sie sich vor Krankenhauskeimen schützen, welche Zusatzversicherungen sich wirklich lohnen und wie der Klinikaufenthalt erfolgreich wird (kostet 6,99 €).

Rehakliniken

Rehakliniken finden Sie unter:

www.arbeitskreis-gesundheit.de

Focus Ärzteliste

www.focus-arztsuche.de

Arztsuche nach Fachgebieten

www.arzt-auskunft.de

Zitierte Literatur und Buchempfehlungen

Alexander, E. (2016): Blick in die Ewigkeit: die faszinierende Nahtoderfahrung eines Neurochirurgen. München (Wilhelm Heyne).

Anderson, G. (1996): Diagnose Krebs: 50 Erste Hilfen. Reinbek (Rowohlt).

Beckmann, I.-A. (2015): Krebs verstehen – Krebs überstehen. Das muss ich wissen, das muss ich nachfragen. 100 wichtige Fragen und 100 zuverlässige Antworten. Mit Checklisten für jede Phase der Erkrankung. Hannover (Humboldt).

Beuth, J. (2011): Gut durch die Krebstherapie. Von Abwehrschwäche bis Zahnfleischbluten – Wie Sie Nebenwirkungen und Beschwerden lindern. Stuttgart (Trias).

Borasio, G. D. (2016): selbst bestimmt sterben: was es bedeutet, was uns daran hindert; wie wir es erreichen können. München (dtv).

Brütting, S. (2011): Was macht der Krebs mit uns? Kindern die Krankheit ihrer Eltern erklären. Bonn (Balance-Buch-und-Medien).

Dobos, G. u. S. Kümmel (2011): Gemeinsam gegen Krebs – Naturheilkunde und Onkologie – Zwei Ärzte für eine menschliche Medizin. München (Zabert Sandmann).

Gigerenzer, G. (2014): Risiko. Wie man die richtigen Entscheidungen trifft. München (C. Bertelsmann).

Goldmann-Posch, U. u. R. R. Martin (2012): Über-Lebensbuch Brustkrebs: Die Anleitung zur aktiven Patientin. Stuttgart (Schattauer).

Hartl, T. (2008): Geheilt! Wie Menschen den Krebs besiegten. Tatsachenberichte von »unheilbar« Kranken. Wien (Ueberreuter).

Hermelink, K. (2011): Mein wunderschöner Schutzengel – Als Nellys Mama Krebs bekam. Eine Erzählung für Mütter und Kinder. Würzburg (Diametric).

Irmey, G. (2011): 110 wirksame Behandlungsmöglichkeiten bei Krebs. Stuttgart (Trias).

Moorjani, A. (2015): Heilung im Licht. Wie ich durch eine Nahtoderfahrung den Krebs besiegte und neu geboren wurde. München (Goldmann).

Neff, K. (2012): Selbstmitgefühl: Wie wir uns mit unseren Schwächen versöhnen und uns selbst der beste Freund werden. München (Kailash).

Petzold, T. D. (2014): Gesundheit ansteckend ist: Praxisbuch Salutogenese. München (Irisiana).

Pörksen, B. u. F. Schulz von Thun (2016): Kommunikation als Lebenskunst. Philosophie und Praxis des Miteinander-Redens. Heidelberg (Carl-Auer), 2. Aufl.

Rosenberg, M. B. (2007): Das können wir klären. Paderborn (Junfermann).
Rosenberg, M. B. (2011): Gewaltfreie Kommunikation. Eine Sprache des Lebens. Paderborn (Jungfermann).
Servan-Schreiber, D. (2012): Das Anti-Krebs-Buch: Was uns schützt. Vorbeugen und Nachsorgen mit natürlichen Mitteln. München (Goldmann).
Sigl, C. u. M. Offenbächer (2010): Salutogenese – Gesundbleiben trotz chronischer Krankheit. Was tun, wenn man nichts tun kann? München (R. Pflaum).
Simonton, O. C. (2011): Auf dem Wege der Besserung. Schritte zur körperlichen und spirituellen Heilung. Reinbek bei Hamburg (Rowohlt).
Simonton, O. C. (2011): Wieder gesund werden. Eine Anleitung zur Aktivierung der Selbstheilungskräfte für Krebspatienten und ihre Angehörigen. Reinbek bei Hamburg (rororo).
Storch, M. (2016): Machen Sie doch, was Sie wollen! Wie ein Strudelwurm den Weg zu Zufriedenheit und Freiheit zeigt. Göttingen (Hogrefe).
Terzani, T. (2007): Noch eine Runde auf dem Karussell. München (Knaur).
Ware, B. (2013): 5 Dinge, die Sterbende am meisten bereuen. Einsichten, die Ihr Leben verändern. München (Arkana).
Wesel, L. (2014): Wie sag ich's meinem Doc? Machen Sie das Beste aus Ihrem Arztbesuch. Heidelberg (Carl-Auer).

Ernährung bei Krebs

Bihlmaier, S. (2016): Tomatenrot & Drachengrün: 3 x täglich. Das Beste aus Ost und West – antikrebs-aktiv und abwehrstark. Weil der Stadt (Hädecke). *(ein sehr schönes, fröhliches Buch für Laien über Ernährung bei Krebs mit vielen Rezepten und praktischen Tipps)*
Béliveau, R. u. D. Gingras (2010): Krebszellen mögen keine Himbeeren. Nahrungsmittel gegen Krebs. Das Immunsystem stärken und gezielt vorbeugen. München (Goldmann).
Coy, J. (2015): Die neue Anti-Krebs-Ernährung: Wie Sie das Krebs-Gen stoppen. München (GU).
Conrad, S. (2015): Ernährung bei Krebs: Entlastende und stärkende Gerichte (Naturheilkunde für Zuhause). Essen (KVC).

Über den Autor

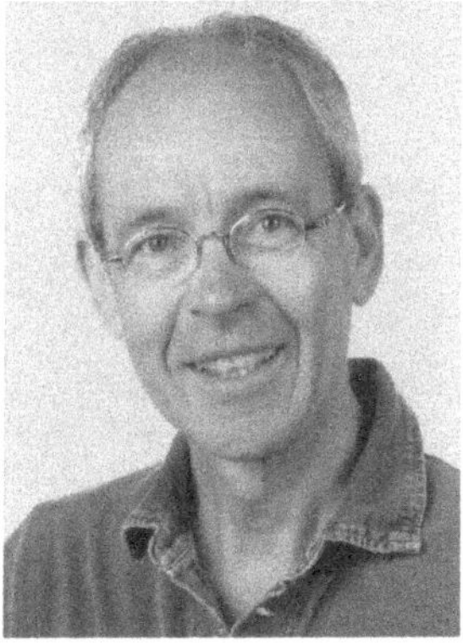

Lutz Wesel, Dr. med.; Facharzt für Allgemeinmedizin, Psychotherapie und Psychoonkologie; Health certified N.L.P.-Trainer und Hypnotherapeut, Gesundheits-Coach; niedergelassen in Praxisgemeinschaft mit Dr. Gabriele Lindner-Wesel; zunächst als Landarzt, dann mit Schwerpunkt Psychosomatik, Psychotherapie und Gesundheits-Coaching.

Buchautor und umfangreiche Seminartätigkeit mit den Schwerpunkten ganzheitliche Medizin und hypnotische Effekte in der Arzt-Patienten-Kommunikation.

2005 selbst von einer schweren Krebserkrankung betroffen; seither widmet er seine Arbeit schwer erkrankten Patienten, denen er unabhängige Beratung, Zweitmeinungen und Coaching in schwierigen medizinischen Entscheidungen anbietet.
Seit 2007 gibt er Meditationskurse für Patienten und lehrt ein von ihm entwickeltes Konzept des aktiven, informierten und achtsamen Umgangs mit Krebserkrankungen.

Publikation u. a.: *Wie sag ich's meinem Doc? Machen Sie das Beste aus Ihrem Arztbesuch!* (2014).